基于ABUS技术的切口疝轻量型植入补片检测与评估研究

吴　俊　汪源源　徐　丹　著

科学出版社

北　京

内 容 简 介

本书以切口疝修补术植入轻量型补片的检测与评估为主题,提出了一种基于自动化三维乳腺超声对先前植入轻量型补片进行定量检测和评估的新方法。将三维超声层析成像技术和图像处理技术进行融合,采用能全面、科学地描述轻量型植入补片术后特征的参数群对补片区域进行特征提取和分类识别。所述内容对补片皱缩率测算、疝复发风险评估和复发疝术前计划等都具有重要应用价值。

本书可供生物医学工程领域和图像处理领域的科技工作者研读,也可作为高等学校相关研究生的参考书。

图书在版编目(CIP)数据

基于 ABUS 技术的切口疝轻量型植入补片检测与评估研究/吴俊,汪源源,徐丹著. —北京:科学出版社,2017.10

ISBN 978-7-03-054732-3

Ⅰ. ①基… Ⅱ. ①吴… ②汪… ③徐… Ⅲ. ①腹疝–切开术–植入术–研究 Ⅳ. ①R656.2

中国版本图书馆 CIP 数据核字(2017)第 243144 号

责任编辑:张 展 朱小刚 / 责任校对:杜子昂
责任印制:罗 科 / 封面设计:陈 敬

科 学 出 版 社 出版
北京东黄城根北街 16 号
邮政编码:100717
http://www.sciencep.com
四川煤田地质制图印刷厂 印刷
科学出版社发行 各地新华书店经销
*
2017 年 10 月第 一 版 开本:720 × 1000 1/16
2017 年 10 月第一次印刷 印张:7 3/4
字数:160 000
定价:60.00 元
(如有印装质量问题,我社负责调换)

前　言

切口疝是在原手术切口区域伴有或不伴有凸起包块的腹壁缺口。目前认为有多达 13%的腹部手术切口最终会发展成为切口疝。当前，绝大多数切口疝都是通过在腹壁缺损处放置补片的方法进行治疗。虽然补片的广泛使用降低了疝复发率，但也带来了多种需要通过补片诊断来评判的与补片相关的并发症，如补片感染、迁移、侵犯相邻组织，形成血肿、肠粘连、持续疼痛、疝复发等。因此，放射医师需要对越来越多的体内植入过补片的患者进行影像检查，以确认与补片相关的并发症或其他补片问题。大多数与补片相关的并发症都需要进行手术治疗，而术前计划直接影响着手术结果。在手术前通过医学成像获得详细的先前植入补片信息能有效指导外科手术和治疗。

研究表明，降低了聚丙烯含量且具有较大孔径的轻量型（lightweight，LW）补片能够显著减少炎症反应并促进体内相邻组织更好地长入补片结构。基于异物残留最小化的补片发展趋势，重量型补片正逐渐被 LW 补片替代。以往研究表明，由于 LW 补片相对于周围组织呈等密度，所以 LW 补片在计算机断层成像（computed tomography，CT）中是不可见的。虽然手持超声（hand-held ultrasound，HHUS）已被证明能够识别因放射线可透过而无法由 CT 进行成像的异物，但根据实践，HHUS 对于 LW 补片的识别并不完全可靠。因此，有效识别植入切口区域的补片并非易事，亟待引入除 CT 和 HHUS 之外的新型成像模式。

自动化三维乳腺超声（automated 3-D breast ultrasound system，ABUS）是一种创新的超声成像模式，该模式通过探头的线性移动提供扫描区域内从皮肤到胸腔的三维超声图像。ABUS 具有数字化特性，可以对所保存容积中的任意一个切面进行可视化，从而避免调查者的依赖性和文档存储的非标准化。此外，其所生成的不能由二维超声获得的冠状面视图，提供了新的诊断信息。作为一个相对成熟的三维超声检测设备，ABUS 不仅成功应用于乳腺肿瘤检测，在腹壁疝诊断应用方面也取得了一定进展，获得了越来越多学者的关注。

本书针对 HHUS 无法准确检测切口疝轻量型植入补片的问题，提出基于ABUS 成像技术的切口疝补片检测方法。为了验证该方法的有效性，开展三组离体实验和一组在体实验。离体实验中，对比评估不同扁平补片塞和三维补片塞在 ABUS 和 HHUS 两种成像模式中的可视化差异。在体实验中，对 97 名患者的切口区域同时进行 ABUS 和 HHUS 检查。分别使用两种超声模式对切口区域是否存在先前植入补片进行评估，并对两种模式的识别结果进行确认和相互对比。实验结果表明，由 ABUS 冠状面提供的网状纹理对 LW 补片的识别非常有效。ABUS 的使用可以有效识别较难由 HHUS 鉴别的补片病例。

虽然 ABUS 带来的三维超声图像含有更加丰富的信息，但同时给后续图像分析带来两个新问题：①除了二维滤波时的参数估计困难外，有更多的会影响三维滤波结果的参数需要考虑；②三维容积数据的处理非常耗时。因此，使用试错法估计三维滤波参数的方法显然是不可行的。针对这些问题，本书提出一种新型的三维滤波器，用以对 ABUS 图像进行斑点降噪和细节保持。首先，使用改进型四叉树分解算法分析图像的纹理结构特征。其次，从分解结果中挑选出最优同质和典型异质区域。最后，扩散参数和扩散过程由这两个所选区域的属性进行自动确定。由于这种新型滤波器可以自适应地调整迭代步长，所以可有效缩减计算时间。使用仿真和实际三维超声图像评估所提出的滤波器，结果表明该滤波器在实用性和效率上都优于其他对比算法。

人工检阅 ABUS 图像极其耗时，更重要的是极易出现对微弱异常区域的漏诊。因此，为了提高 ABUS 图像检阅效率并减少漏诊，本书提出一种对 ABUS 图像中 LW 补片进行辅助识别的方法。首先，使用纹理特征萃取算法自动提取三维感兴趣容积（volume of interest，VOI）中的待分类区域并计算其特征参数，以便用于对补片和筋膜进行区分。其次，针对二维纹理参数对切口疝补片术后卷曲、收缩等空间变换敏感的问题，引入三维纹理参数和三维位置参数来提高 LW 补片分类识别算法的鲁棒性。再次，使用类间距（DBC）算法和顺序前进搜索（sequential forward selection，SFS）算法进行特征选择。最后，使用支持向量机（support vector machine，SVM）进行训练和测试。

本书最后开发了一个切口疝轻量型植入补片 ABUS 图像辅助诊断系统。该系统具有多平面重建和显示功能，并集成了本书中提出的图像降噪和切口疝轻量型植入补片检测与评估算法。

本书的相关研究工作获得了国家自然科学基金项目（61661050）、云南省科学技术厅应用基础研究重点项目（2014FA021）及云南省教育厅科学研究基金重点项目（2015Z013）的资助。

由于作者水平有限，疏漏或不足之处在所难免，敬请读者批评指正。

目　　录

1 绪 论

1.1 切口疝补片概述

1.1.1 切口疝的定义和治疗方法

切口疝（incisional hernia，IH）是腹部手术后的常见并发症，其发生率为 2%～11%，若切口感染，切口疝的发生率可增加至 23%[1-3]。欧洲疝学会对切口疝的定义为：切口疝是临床体检可触及或影像学检查可显示的、在原手术切口下伴有或不伴有凸起包块的腹壁缺口[4]。切口疝通常是由一个无法完全愈合的腹部手术创口引起的，可导致肠道梗阻、疝内容物狭窄等情况发生，给患者带来持续且剧烈的疼痛；还可引发患者疝外皮肤出现炎症水肿、潮红、皮温升高等症状[5]。切口疝一旦发生，无法自愈，且有逐渐增大的趋势，外科手术是其唯一有效的治疗方法[5-7]。

切口疝修补术主要分为有张力（直接缝合）修补术和无张力（补片）修补术两种。由于传统的直接缝合修补术的复发率高达 30%～50%[8]，所以当前绝大多数切口疝都采用无张力修补术（tension-free repair，TFR）进行修复，即通过在腹壁缺损区域植入补片的方式修复切口疝。无张力修补术对补片的引入，使腹壁缺口周边组织原来所需承受的缺口合拢张力可由补片代替承担，从而显著降低了切口疝修补术的复发率[9-11]。图 1.1（a）显示的是切口疝示意图，图 1.1（b）显示的是切口疝无张力修补术示意图。

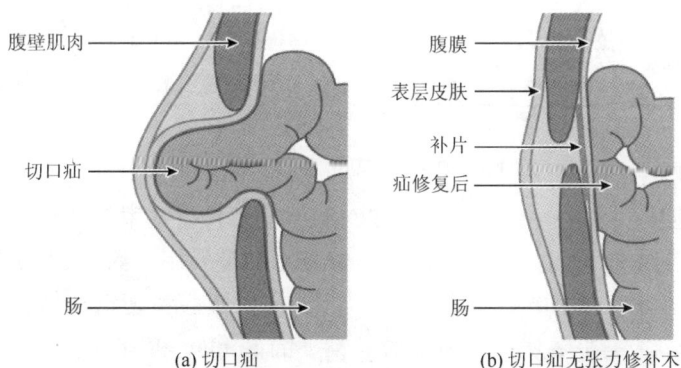

图 1.1　腹壁切口疝及其无张力修补术示意图

切口疝无张力修补术式众多，目前尚无统一的"金标准"术式。根据手术方式及辅助器具的不同，可将切口疝无张力修补术分为开放切口疝修补术（open incisional hernia repair，OIHR）和腹腔镜切口疝修补术（laparoscopic incisional hernia repair，LIHR）两大类。根据补片放置的解剖结构层次的不同，又可将切口疝无张力修补术分为以下四类[1, 6, 12]：肌前补片植入法（Onlay）、肌间补片植入法（Inlay）、肌后补片植入法（Sublay）和腹腔内补片植入法（intraperitoneal onlay mesh，IPOM）。图 1.2 为四种术式的补片植入位置示意。表 1.1 为四种术式的优缺点的对比总结。

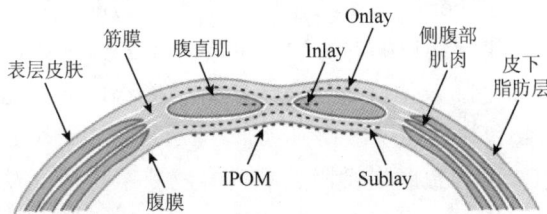

图 1.2 腹壁解剖结构与四类切口疝无张力修补术的补片植入位置示意图

表 1.1 四种切口疝无张力修补术特性对比

术式	Onlay	Inlay	Sublay	IPOM
补片位置	修补腹壁缺损时，将补片放置在腹直肌与皮下组织之间	切开腹直肌，将补片放在肌间直接与腹壁缺损缝合修补	修补腹壁缺损时，将补片放置在分离出的腹直肌与腹膜间隙中	修补腹壁缺损时，直接进入腹腔，将补片放置于腹壁面
优点	操作简便，补片与腹腔隔离层次多，不宜感染腹腔	适合缺损区域较大、缺口两端组织不易合拢的病例	补片不与腹膜内脏器直接接触，感染率低，复发率低，可使用价格相对低廉的聚丙烯补片	复发率显著下降，手术简单，可发现隐匿疝
缺点	容易复发，缝合量大，增加术后疼痛	补片费用较高，且复发率极高，临床现已基本不再使用该方法	过多侧向分离，损害健康组织，延长手术时间	必须使用具有防粘连功能的符合材料补片，补片价格较贵

当前临床中的主流术式即腹腔镜下的 Sublay 和 IPOM：在上述按补片放置位置区分的四种术式中，Sublay 和 IPOM 不仅具有复发率低的优点，而且都可以在腹腔镜下完成。因为腹腔镜切口疝修补术的复发率（约 5%）明显低于开放式切口疝修补术（约 10%）的复发率[13-15]，同时腹腔镜切口疝修补术具有创口小、恢复快、感染少等优点，所以腹腔镜下的 Sublay 和 IPOM 随着腹腔镜技术的不断推广普及，逐渐成为当前临床中的主流术式。

1.1.2 切口疝补片分类

切口疝无张力修补术在临床上的普遍应用促使疝气修补材料成为研究的热点，从而出现了各种各样的切口疝修补材料[16, 17]。

切口疝补片根据材料的不同大致可以分为人工合成补片和生物补片两大类。目前应用较多的是人工合成补片。生物补片主要来源于动物皮肤和组织器官的去细胞基质，其组织相容性和抗感染能力强，但价格昂贵，生物力学强度不够，目前应用较少。与生物补片相比，人工合成补片价格低廉，生物力学强度高，目前应用非常普遍。

按补片材料成分的不同，又可将人工合成补片再细分为聚丙烯（polypropylene，PP）补片、膨体聚四氟乙烯（expended polytetrafluoroethylene，e-PTFE）补片和复合补片（通过将聚丙烯和膨体聚四氟乙烯两种补片黏合制成）。图 1.3 为巴德（Bard）公司的四类补片示例。

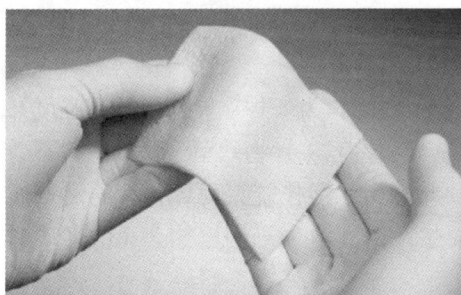

(a) 生物补片

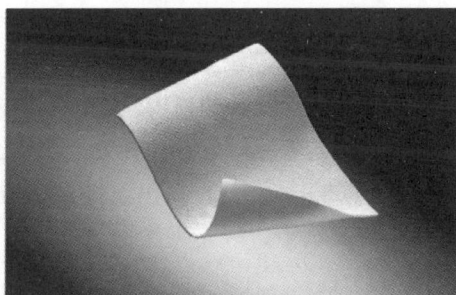

(b) 膨体聚四氟乙烯补片

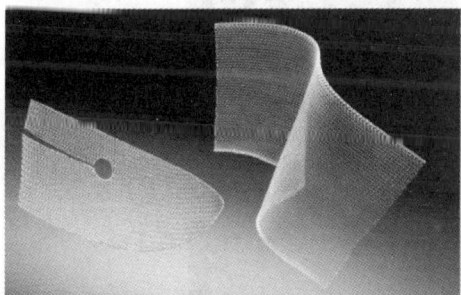

(c) 重量型聚丙烯补片

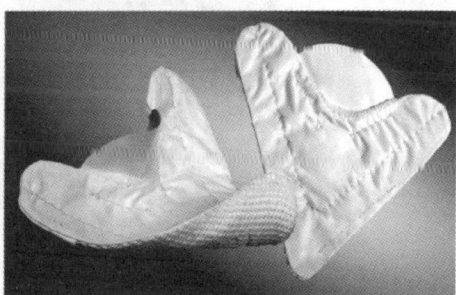

(d) 复合补片

图 1.3 巴德公司的四类补片示例[18]

聚丙烯来源广、产量大，所以聚丙烯补片作为腹壁修补材料已在国内外临床中广泛使用。聚丙烯丝抗张力强度与钢丝相似，而密度仅是钢的 1/80，因此聚丙烯补片不仅价格低廉而且质量轻、强度高。聚丙烯补片置入人体后，其周围组织会嵌入式长入，所以不易引发严重并发症，切口感染发生率低，感染处理较容易。但其缺点是补片容易卷曲、收缩而引起患者不适。收缩率过大时还会导致疝复发，形成腔隙。同时，聚丙烯补片与肠管直接接触时容易形成粘连，因此不宜植入在腹腔内[19-21]。

膨体聚四氟乙烯补片非常致密，周围组织不能长入，能够起到组织隔离的作用，与腹腔脏器接触时不易形成粘连。但膨体聚四氟乙烯补片价格较贵，生物力学强度差，不能使用在拉力较大的受损部位。而且由于补片孔径非常小，细菌能通过但巨噬细胞不能通过，故其不能耐受感染，一旦引起感染，必须取出补片[22, 23]。

复合补片在临床中应用较多的是将聚丙烯和膨体聚四氟乙烯两种补片进行黏合的双层补片[16]。使用中将复合补片的聚丙烯材料一侧面朝腹壁以便和周围组织牢固结合，而将膨体聚四氟乙烯材料一侧面朝腹腔内以防止肠粘连。复合补片的缺点是需要额外的补片边缘专用固定器具，增加了补片手术的综合费用[24]。

1.1.3　聚丙烯补片的轻量化发展趋势

传统聚丙烯补片的使用已超过五十余年，聚丙烯作为一种质轻价廉的高强度补片材料，确实有比较好的修补效果，但其腹壁顺应性差、异物残留量大、患者不适感强、组织相容性差、易出现排异感染。因此，为保留传统聚丙烯补片的优点而尽量摒弃其缺点，轻量型聚丙烯补片应运而生。图 1.4 为一例巴德公司的轻量型聚丙烯补片。

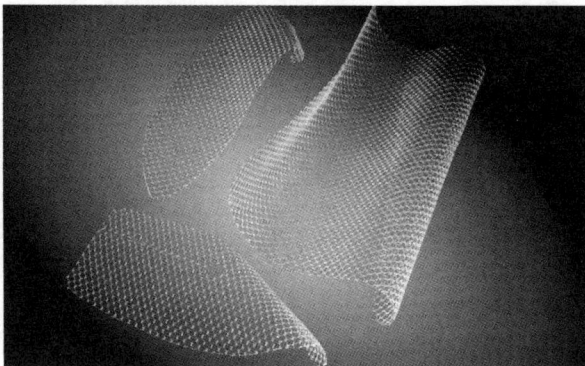

图 1.4　巴德公司轻量型聚丙烯补片示例[18]

轻量型聚丙烯补片是指其单位面积重量（per acreage weight，PAW）相比传统聚丙烯补片有较大程度的减小。当前，可根据 PAW 将聚丙烯补片分为：重量型（heavyweight，HW）补片，PAW＞80g/m²；中量型（mediumweight，MW）补片，50g/m²＜PAW≤80g/m²；轻量型（lightweight，LW）补片，35g/m²＜PAW≤50g/m²。

LW 补片相比 HW 补片更轻、更薄，网孔更大，这些改变使得轻量型补片更加柔软灵活、腹壁顺应性好、更便于组织长入、异物残留量小、排异感染风险低、慢性疼痛减少[25-27]。基于异物残留最小化的补片发展趋势，使 HW 补片正逐渐被 LW 补片替代。就目前来说，LW 补片是一种较为理想的切口疝修补材料，具有广阔的应用前景[28-31]。基于上述原因，本书将 LW 补片作为主要研究目标。

1.2　切口疝补片检测与评估的重要性及存在的问题

1.2.1　切口疝补片检测与评估的目的和意义

切口疝是腹部手术后的常见并发症，使用补片来修复腹壁缺损的方法已成为世界各地切口疝修复手术的标准程序[6]。虽然补片的广泛使用降低了疝复发率，但也带来了多种需要通过补片诊断来评判的补片相关并发症，如补片感染、迁移、侵犯相邻组织，形成血肿、肠粘连、持续疼痛、疝复发等[10, 32]。此外，对补片的检测与评估还直接影响着对上述并发症治疗方法的选择。可选的治疗方法包括内科抗感染治疗、外科手术移除或修复[1]。当确认需要对补片进行手术移除后，只有对补片做到准确的检测与评估，才能制订出完善的术前计划，以便获得优良的手术结果。

补片的检测与评估内容包括对疝区有无先前植入补片的判断、对补片确切位置与类型的检测、对补片与相邻组织融入状况的评估，以及对补片术后收缩的计算等[9, 33-35]。

1.2.2　切口疝补片当前的检测与评估方法及存在的问题

对于植入体内的切口疝补片，无法通过临床体检获得有效的诊断信息，医学成像才是对切口疝补片进行检测与评估的有效方法。目前，对补片进行检查的常用医学成像方法是计算机断层成像（computer tomography，CT）和手持超声（hand-held ultrasound，HHUS）。以往研究表明，补片的磁共振成像（magnetic resonance imaging，MRI）效果不如 CT，所以应用不多[9, 36, 37]。

CT 对补片的放射可视性取决于补片的密度、结构、厚度及其与周围组织的差异。CT 能很好地以宏观的三维形式显示 e-PTFE 补片、复合补片的轮廓、位置、数量，能大概反映出两种补片与周围组织的并入状况[9, 35, 36]。然而，CT 对补片检测时存在以下问题：

（1）CT 对厚度和致密程度不如 e-PTFE 补片的 HW 补片成像质量较差。同时研究显示，因为 LW 补片比 HW 补片更薄，网孔更稀疏，所以 CT 完全无法对 LW 补片成像[9]。

（2）CT 对软组织的成像分辨率不佳，对于肌肉、筋膜等组织的成像分辨率不如超声，无法对补片与相邻组织的融入状况进行评估。

（3）对于容易发生切口疝的年老体弱人群，由于 CT 固有的辐射伤害，不适合将其作为对该人群进行补片术后定期复诊的方法。

HHUS 对补片的超声可视性主要取决于补片与周围组织的声学特性差异。HHUS 具有无损、实时、廉价的优势，可根据聚丙烯补片、膨体聚四氟乙烯补片和复合补片在横断面和矢状面中所呈现出的线条状高回声像及所伴有的后部声学阴影来探查预置补片[12, 38, 39]。然而，HHUS 对补片检测时存在以下问题：

（1）受限于探头的狭窄视野，无法一次性观察尺寸较大的补片[10, 40]。

（2）受限于探头的二维模式，无法提供疝区及补片的冠状面（手术平面）信息。

（3）无法可靠识别 LW 补片，因为此时补片的回声信号较弱且无明显后声阴影[41, 42]。

图 1.5 为 CT 和 HHUS 对复合补片的成像结果。

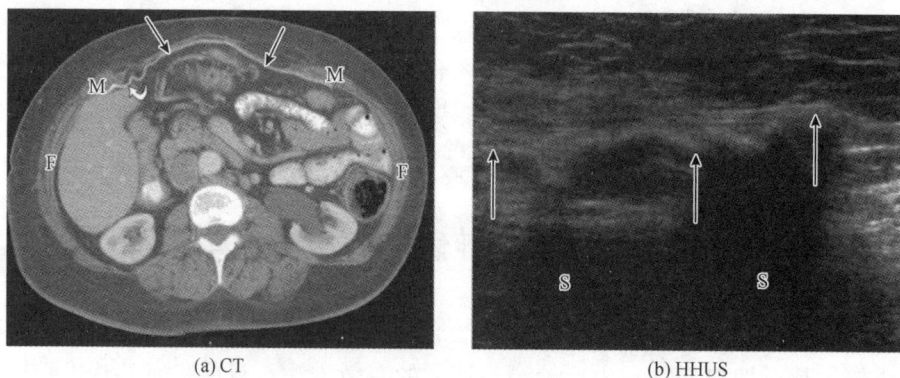

(a) CT　　　　　　　　　　　　(b) HHUS

图 1.5　CT 和 HHUS 对同一例复合补片的成像结果[12]

图 1.5（a）为 CT 对一名 60 岁女性患者腹腔内复合补片的成像结果。由于

复合补片较厚且含有致密的膨体聚四氟乙烯补片层,所以在 CT 横断面视图中呈现为线条状高亮影像(直箭头所指)。由图还可看出补片左侧的波浪状轮廓(弯曲箭头所指)。图 1.5(b)为 HHUS 对同一患者腹腔内复合补片左侧波浪状区域的成像结果。图中可通过补片线条状高亮影像(箭头所指)和补片后方回声阴影(标注字母 S 的区域)识别出补片的波浪状轮廓。

由上述分析可知,作为顺应聚丙烯补片发展趋势而生,应用前景广阔的 LW 补片,目前尚无一种有效和可靠的医学成像方式能对其进行检测和评估。对 LW 补片的检测与评估,亟待引入除 CT 和 HHUS 之外的新型成像模式。

1.3 ABUS 技术概述

1.3.1 三维超声成像方式的分类

近年来三维超声成像技术的出现引起了学者的广泛兴趣,与二维超声成像相比,三维超声成像具有其独特的优点[43]。通常,三维超声成像是通过计算机将按一定规律采集的二维超声图像序列进行重建,从而构成三维超声图像,使其能够提供更加丰富的三维空间信息,弥补二维超声成像的不足[43, 44]。

按二维超声图像序列的采集和定位方式,可将三维超声成像分为徒手扫描方式(free-hand scanning approaches)和机械扫描方式(mechanical scanning approaches)两大类。按图像定位方式可将徒手扫描方式分为声学定位和电磁定位两种[45]。按二维超声图像的采集轨迹可将机械扫描方式分为线性扫描、扇形扫描和旋转扫描三种[45-47]。图 1.6 为三维超声的五种扫描方式示意图。

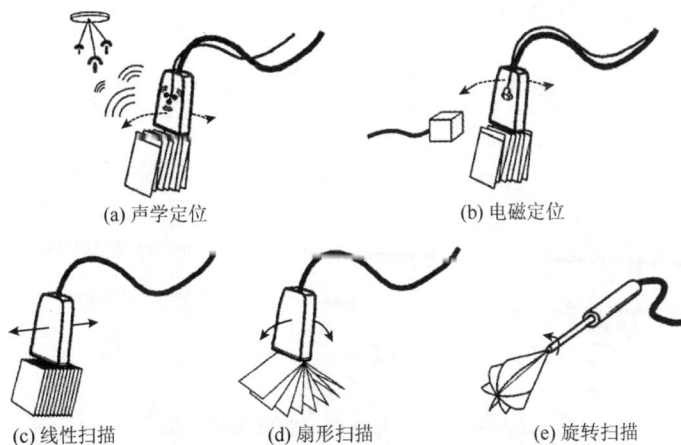

(a) 声学定位　　　(b) 电磁定位

(c) 线性扫描　　　(d) 扇形扫描　　　(e) 旋转扫描

图 1.6 三维超声的五种扫描方式示意图[45]

由于徒手扫描方式噪声大、采样不均匀，对定位系统精度和速度要求高，所以目前尚无较成熟的商用产品。相比之下，机械扫描方式的三维重构所受干扰较少，容易保证系统的稳定。其多种成熟商用产品已取得了较好的临床应用效果。

1.3.2　ABUS 系统概述

自动化三维乳腺超声（automated 3-D breast ultrasound system，ABUS）是一种创新的超声成像模式，该模式通过探头的线性移动提供了扫描区域内从皮肤到胸腔的三维超声图像[48]。ABUS 的二维超声图像采集模式属于上述三维超声中的机械线性扫描方式。由于其数字化特性，可以对所保存容积的任意一个切面进行可视化，从而避免了调查者依赖性和文档存储的非标准化[49-51]。此外，其所生成的不能由二维超声获得的冠状面视图，提供了新的诊断信息[49]。以往乳腺肿瘤诊断研究表明，ABUS 相对二维超声能提供更高的诊断精度、更好的病灶尺寸预测、更直观的病灶区域可视化及相邻组织关系，ABUS 已成功应用于乳腺病变的诊断[52-55]。同时，作为一个相对成熟的三维超声检测设备，ABUS 也在下肢静脉曲张评估[56]和腹壁疝诊断[57, 58]方面获得了学者的关注。

图 1.7 为本书使用的西门子 ACUSON S2000 ABUS 系统。

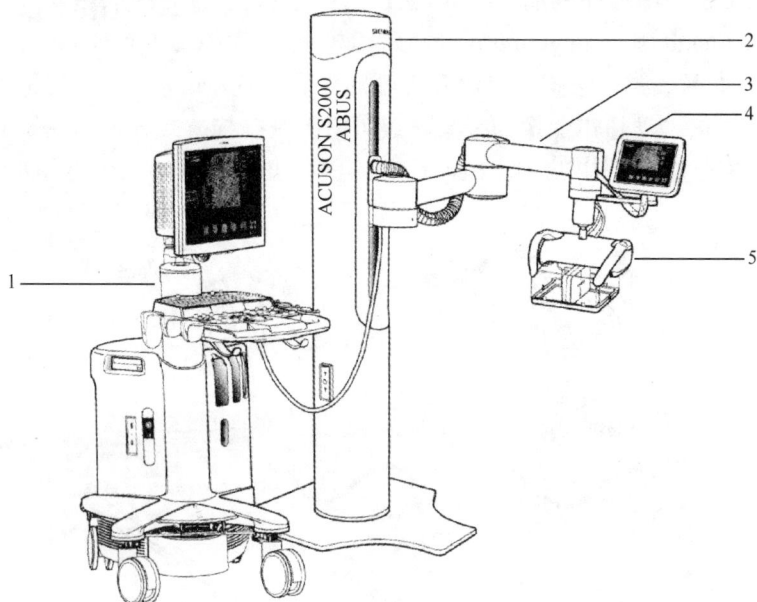

图 1.7　西门子 ACUSON S2000 ABUS 系统[59]

制造商：西门子 Medical Solutions，Mountain View，CA，USA。1-ACUSON S2000 超声系统；2-扫描仪柱；3-扫描仪悬臂；4-触控液晶屏；5-ABUS 扫描仪（内置 14L5BV 线性阵列探头）

该系统除了包含一套 ACUSON S2000 超声系统（图 1.7 中数字 1 所指）之外，还包含与 ABUS 相关的扫描仪柱、扫描仪悬臂、触控液晶屏和 ABUS 扫描仪（图 1.7 数字 2～5 所指），能够以控制精准、不依赖用户的探头线性运动，自动扫描乳腺并采集三维乳腺影像以便进行后续分析。

扫描仪柱和扫描仪悬臂用于对 ABUS 扫描仪和触控液晶屏的支撑。扫描仪柱中含有用于控制悬臂和扫描仪的电气组件。使用两段可调式悬臂可以升高和降低扫描仪的位置，并水平旋转扫描仪。用户可对悬臂按需要的高度和旋转位置进行锁定。

触控液晶屏上显示有用于采集、标识和保存扫描区域的触摸式按钮。在扫描仪定位过程中，用户可以调整触控液晶屏的倾斜和旋转角度，以便于对扫描过程进行观察。

ABUS 扫描仪包括内置的 14L5BV 线性阵列探头，以及用于采集三维乳腺影像的控件。扫描仪底部附带有可更换透声膜，有助于在影像采集过程中稳定乳腺区域，并促进扫描平面的声耦合。用户双手握住扫描仪两侧的手柄即可对扫描仪进行倾斜和旋转，以便将扫描仪定位在最佳位置。ABUS 扫描仪根据用户对扫描参数（深度、增益、频率和方向等）的预设，即可通过其内置的线性阵列探头一次性自动获取 154mm×168mm×（20～60）mm 的容积数据。图 1.8 为 ABUS 扫描仪及其控件。

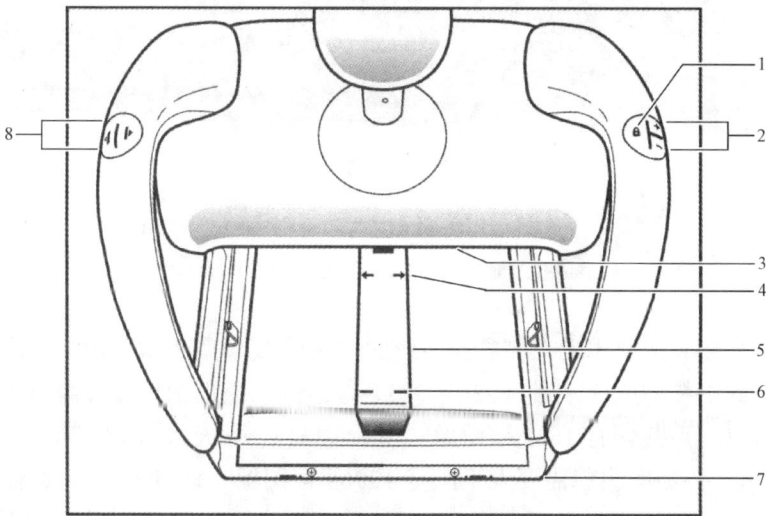

图 1.8 ABUS 扫描仪及其控件[59]

1-锁定控件，用于固定悬臂和扫描仪间的转轴点；2-升高（+）和降低（−）压力控件；3-任务灯；
4-身体对齐指示灯；5-内置于扫描仪中的 14L5BV 线性阵列探头；6-探头阵列边界指示线；
7-可更换透声膜；8-扫描方向控件（可选择采集方向）

1.3.3　ABUS 在实际应用中存在的问题及研究热点

虽然 ABUS 宽阔的扫描区域相对 HHUS 狭窄的视野有了较大的提升，但相比 CT 和 MRI 宏观的三维成像范围仍然是比较有限的。因此，在实际应用中，ABUS 可能需要连续进行多次扫描才能完成对较大区域的成像。以 ABUS 对乳腺病变的筛查为例，为了覆盖患者的整个乳腺区域，需要对四个相邻区域分别进行扫描才能完成对整个乳腺组织的成像[60-62]。图 1.9 为完整乳腺组织的 ABUS 组合扫描方式示意图。

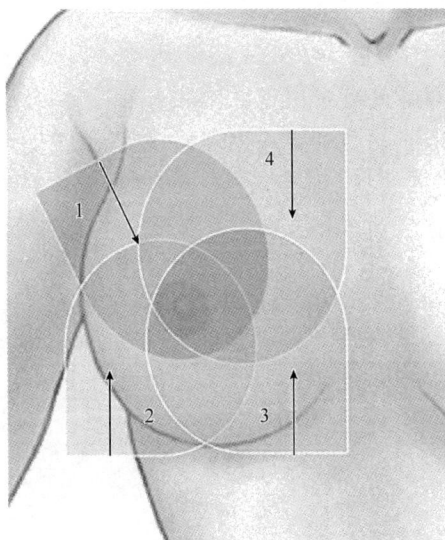

图 1.9　完整乳腺组织的 ABUS 组合扫描方式示意图[60]

1-上外部；2-下外部；3-下内部；4-上内部

可见，要完成对患者双侧乳腺组织的病变筛查共需 8 次 ABUS 扫描。假设 ABUS 每次扫描生成 318 帧（730×573）像素的横断面图像，每组 ABUS 数据经过三维重建后共含有 1621 帧图像（横断面 318 帧+矢状面 730 帧+冠状面 573 帧）。那么，诊断医生就需要人工浏览 12968 帧图像（1621 帧/组×8 组），才能对患者双侧乳腺组织进行可能存在的病变排查。显然，这样的人工处理方式是极其耗时费力的，更重要的是极易出现对微弱异常区域的漏诊[48, 63-65]。

当前，针对人工分析 ABUS 乳腺扫描图像时的低效问题，已有多位学者提出不同的计算机辅助诊断（computer-aided diagnosis，CAD）系统，用于辅助超声医师更精确和更有效地对乳腺病灶进行检测和诊断[66-75]，使得面向 ABUS 技术的 CAD 系统研发逐渐成为一大研究热点。

1.3.4 ABUS 用于切口疝补片成像的硬件可行性分析

由于切口疝补片多位于腹部浅表，而腹部的切口区域一般较为平坦，可与 ABUS 探头（Transducer）紧密贴合，形成较大接触面。同时，ABUS 的最大扫描深度为 6cm，该扫描深度正好涵盖了四种切口疝无张力修补术式的补片植入位置，因此将 ABUS 扩展应用于对切口疝植入补片的检测与评估具有硬件可行性。图 1.10 为腹壁区域的 ABUS 成像示意图。

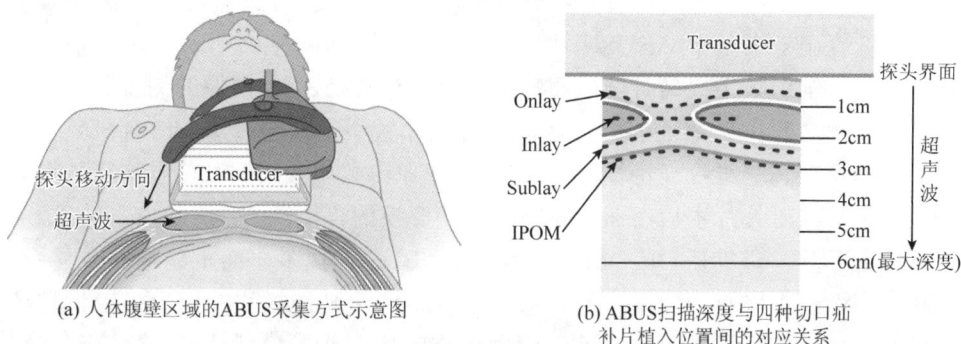

(a) 人体腹壁区域的ABUS采集方式示意图   (b) ABUS扫描深度与四种切口疝补片植入位置间的对应关系

图 1.10 腹壁区域的 ABUS 成像示意图

如图 1.10（a）所示，首先对接受 ABUS 检查的患者取仰卧位，并让患者保持平稳呼吸。在扫描之前，由超声医生对探头施加适当的压力，以确保探头能紧密地贴附在腹部切口检查区域的皮肤表面。采集后，保存切口区域容积数据以便进行后续研究。如图 1.10（b）所示，切口疝无张力修补术的 Onlay、Inlay、Sublay 和 IPOM 四种术式的补片植入位置通常都位于腹部表层皮肤以下的 3cm 以内，正好处于 ABUS 系统的扫描深度范围以内。

1.4 研究目的和内容

本书的总体研究目的是以切口疝轻量型植入补片的检测与评估为研究对象，在研究中引入创新的 ABUS 成像模式，提供独特的多维超声诊断信息；设计快速而有效的三维斑点降噪算法；设计有效的补片检测和评估算法；建立一套符合补片诊断需求的 ABUS 图像辅助诊断系统。

具体内容如下：

（1）提出基于 ABUS 技术的切口疝补片检测方法，解决二维超声无法准确检测轻量型补片的问题。首先结合腹壁切口疝及其补片治疗方法的特点，对该方法采用 ABUS 作为补片成像模式的硬件可行性进行分析。然后设计离体和在体补片检测实验，从实际使用效果的角度来验证本书提出的基于 ABUS 技术的切口疝补片检测与评估方法的有效性。

（2）以各向异性扩散（anisotropic diffusion，AD）为研究对象，探究影响扩散降噪性能的主要因素。针对该模型的参数估计困难和运算处理较为耗时的问题，结合 ABUS 图像斑点降噪的特殊性，提出一种快速而有效的智能各向异性扩散斑点降噪算法。提高超声图像感兴趣区域自动提取的速度和精确度；加强轻量型补片冠状面网状纹理特征在分类识别补片与筋膜时的有效性。

（3）提出一套基于 ABUS 图像的切口疝轻量型植入补片计算机辅助检测与评估算法，辅助医生提高对切口疝轻量型植入补片 ABUS 图像的浏览效率，减少人工检测过程中对靠近筋膜区域，或者尺寸较小补片的漏诊。综合研究补片二维纹理特征、三维纹理特征及与 ABUS 成像参数相关的三维位置特征，提高分类识别算法对补片术后卷曲、收缩等空间变换的鲁棒性。

（4）开发一套包括 DICOM 文件读取、ABUS 图像多平面重建与联合显示、ABUS 图像斑点降噪、轻量型补片检测与评估四个功能模块的切口疝轻量型植入补片 ABUS 图像辅助诊断系统，应用于临床切口疝轻量型植入补片检测与评估中。

1.5 本 书 结 构

本书的结构安排如下：

第 1 章简要概括切口疝病症及其补片治疗方法，分析切口疝补片检测与评估的重要性及当前方法存在的问题。针对 ABUS 成像模式，概括其技术优势和临床现状；讨论 ABUS 技术存在的问题及研究的热点；提出本书的研究目标、意义。

第 2 章针对二维超声无法准确检测轻量型补片的问题，提出基于 ABUS 技术的切口疝补片检测方法。采用三组不同的离体实验和一组含 97 例样本的在体实验，对包括重量型聚丙烯补片、轻量型聚丙烯补片、复合补片在内的临床常用补片进行 ABUS 和 HHUS 的对比检测实验。使用手术结果作为在体实验的"金标准"对两种超声成像模式所得的补片检测结果进行分析。

第 3 章首先介绍各向异性扩散模型的基本思想，总结该理论提出以来针对超声图像斑点噪声特点提出的最具影响力的改进模型。针对该模型的参数估计困难和运算处理较为耗时的问题，结合 ABUS 图像斑点降噪的特殊性，对于二维图像，提出一种基于同质区域自动选取的各向异性扩散降噪算法；对于三维图像，提出一种智能各向异性扩散降噪算法。

第 4 章首先分析人工检阅 ABUS 腹壁切口扫描图像时存在的问题，提出一套基于 ABUS 图像的切口疝轻量型植入补片计算机辅助检测与评估算法。针对二维纹理参数对补片空间变换敏感的问题，提出应用三维纹理参数并辅以三维位置参数来分类识别切口疝轻量型植入补片的方法。

第 5 章首先参照西门子 ABUS Workplace 软件，实现对 ABUS 数据的多平面重建和联合显示。之后将本书提出的基于各向异性扩散的 ABUS 图像斑点降噪算法、基于 ABUS 图像的切口疝轻量型植入补片检测与评估算法集成到一个平台下，设计基于 MATLAB 的切口疝轻量型植入补片 ABUS 图像辅助诊断系统。并介绍系统的总体设计，讨论系统设计中的关键技术问题。

第 6 章对本书的研究工作进行归纳总结，并对进一步的研究进行展望。

2 ABUS 与 HHUS 对切口疝植入补片识别有效性的对比研究

针对二维超声无法准确检测轻量型补片的问题，本书提出基于 ABUS 技术的切口疝补片检测方法。如前所述，由于 ABUS 的最大扫描深度正好能涵盖四种切口疝补片的植入位置，同时腹部的切口区域一般较为平坦，可与 ABUS 探头紧密贴合形成较大接触面，所以本书所提出的基于 ABUS 技术的切口疝补片检测方法是具有硬件可行性的。

本章希望通过补片检测实验，从实际使用效果的角度来验证本书所提出的基于 ABUS 技术的切口疝补片检测与评估方法的有效性，并对该方法与基于 HHUS 的传统检测方法之间的有效性差异进行深入分析。

因此，本章共采用三组不同的离体实验和一组含 97 例样本的在体实验，对包括重量型聚丙烯补片、轻量型聚丙烯补片、复合补片在内的临床常用补片进行相关的补片检测与评估分析，并使用手术结果作为在体实验的"金标准"对 HHUS 和 ABUS 两种方法所得的补片检测结果进行准确率、敏感性、特异性等诊断参数的计算。

最后，使用统计软件 SPSS（v 15.0，SPSS，Inc，Chicago，IL）对实验数据进行统计分析。使用 Kappa 统计和加权 Kappa 统计[76]及其 95%的置信区间（95% confidence interval，95% CI）分析 HHUS 和 ABUS 与手术结果之间的一致性。

2.1 实 验 设 置

2.1.1 基于明胶仿体的离体实验设置

为尽量减少背景干扰，直观对比 HHUS 和 ABUS 对切口疝补片的成像差异，首先选择明胶作为实验中的仿体材料。

为对比两种超声模式对三维补片的成像差异，在第一组明胶仿体实验中以三维补片塞作为识别目标。首先，将一个三维补片塞（品名 PerFix™ Light Plug，制造商 Bard Davol Inc.）悬停并固定在明胶中。其次，将该明胶仿体置于盛满室温自来水的水槽中。最后，分别使用 HHUS 和 ABUS 对其进行扫描，保存两种超声设备的成像结果用于后续的对比分析。

　　为对比两种超声模式对不同类型扁平补片的成像差异，在第二组明胶仿体实验中以四种不同类型的扁平补片作为识别目标。而对于每种测试补片，共使用四片块状样品来模拟补片在术后可能出现的卷曲、收缩等的空间变换。首先，使用棉线控制和固定补片样品在塑料盒中的姿态。其次，将塑料盒充填明胶仿体。再次，待明胶凝固后，在整个仿体上方均匀涂布一层超声耦合剂。最后，分别使用 HHUS 和 ABUS 对实验盒进行扫描并保存成像数据。

　　四种测试补片的基本数据总结如表 2.1 所示，图 2.1 为四种补片的顶视图。

表 2.1　四种测试补片的基本数据

品牌名称	Bard® Soft Mesh	Ultrapro™ Mesh	Bard® Mesh	Bard® Composix™ Mesh
制造商	Bard Davol Inc.	Ethicon, Johnson & Johnson	Bard Davol Inc.	Bard Davol Inc.
材料	聚丙烯	聚丙烯-聚卡普隆	聚丙烯	聚丙烯-膨体聚四氟乙烯
单位面积重量	$40g/m^2$	$50g/m^2$	$102g/m^2$	$250g/m^2$
厚度	0.5mm	0.5mm	1.0mm	2.0mm
孔径	3.5mm	3mm	1mm	—
最大耐受压力	—	525mmHg	1650mmHg	
制造商说明	专为开放和腹腔镜疝修补术设计的轻量型聚丙烯补片	部分可吸收的轻量型腹壁加固补片	用于强力修复的常规重量型聚丙烯补片	由经临床验证具有减轻内脏粘连风险特性材料构成的复合补片

注：1mmHg = 133.322Pa。

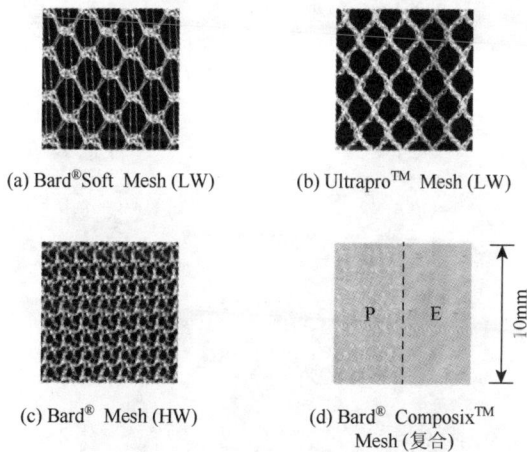

(a) Bard® Soft Mesh (LW)　　　　(b) Ultrapro™ Mesh (LW)

(c) Bard® Mesh (HW)　　　　(d) Bard® Composix™ Mesh (复合)

图 2.1　四种测试补片的顶视图

每张照片显示一块 10mm 宽的补片材料；(d) 由一面的聚丙烯补片（P）和另一面（E）的膨体聚四氟乙烯（e-PTFE）补片相互黏合构成

图 2.2（a）为置于塑料盒中的 4 片 Ultrapro™ Mesh 补片样品。其中，①号补片呈水平放置；②号补片在冠状面旋转 45°；③号补片沿 ABUS 扫描的 z 轴方向呈一定旋转角度；④号补片在宽度方向收缩约 40%。

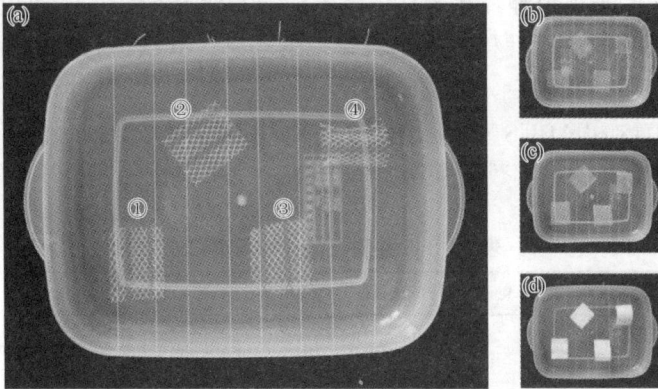

图 2.2　四种扁平测试补片的塑料实验盒

（a）置于塑料盒中的 4 片 Ultrapro™ Mesh（LW）补片样品；　（b）Bard® Soft Mesh（LW）实验盒；
（c）Bard® Mesh（HW）实验盒；　（d）Bard® Composix™ Mesh（复合）实验盒

图 2.3 为第二组基于明胶仿体的离体实验环境。

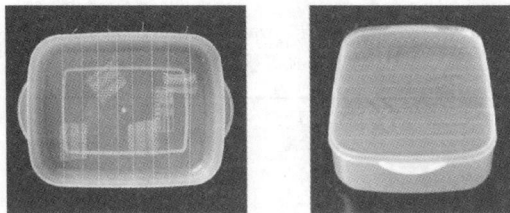

(a) Ultrapro™ Mesh (LW) 实验盒　　(b)充填满明胶后的Ultrapro™ Mesh补片实验仿体

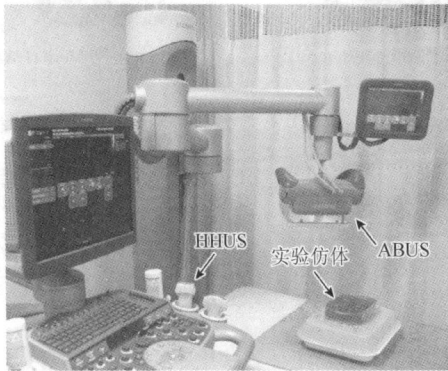

(c) 离体实验环境

图 2.3　第二组基于明胶仿体的离体实验

2.1.2　基于猪腹块仿体的离体实验设置

为尽量接近临床实际，较好地模拟超声设备对放置于人体软组织中补片的成像情况，选择以猪的腹部切块作为实验中的仿体材料。首先，选择三种市售的并广泛应用于临床的扁平补片产品［图 2.1（a）～（c）］。其次，将三种补片的块状样品放置在同一例猪腹块中的相同位置上进行实验，如图 2.4（a）所示。实验之前，沿着猪腹块的筋膜层做一条切口，再将补片样品沿着这条切口植入猪腹块中。再次，将猪腹块放置在盛满室温自来水的水槽中做抽真空处理，以与上述明胶仿体实验相同方法采集并保存两种超声设备的成像数据。最后，由两位有经验的执业超声医生对补片在 HHUS 和 ABUS 两种成像模式下的可见性进行评估和对比。

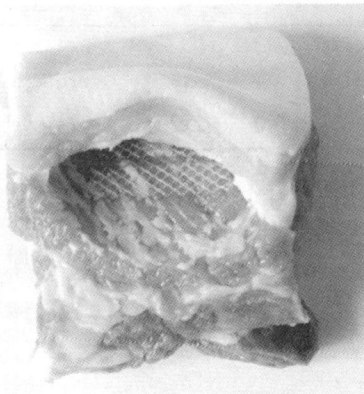

(a) 包含(b)所示补片样品的猪腹块　　　　　　　　(b) 离体实验设备

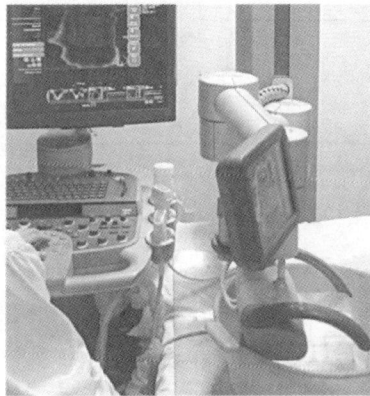

图 2.4　基于猪腹块仿体的离体实验

2.1.3　在体实验设置

从 2013 年 11 月～2014 年 5 月，97 名患者（男性 59 人，女性 38 人，年龄 43～79 岁，mean±SD = 60.6±11.2 岁）被招募到本项在体研究中。该研究已获中国上海华东医院伦理委员会批准，所有患者均在接受超声检查前签署了知情同意书。患者由于具有各种特定的待诊断疑问，被推荐到医院超声科。例如，在术后疤痕区域出现疼痛、红斑、膨胀，或需要对疝复发可疑症状进行加强筛查以及疝修补术的术前检查。所有患者均在手术切口区域接受 HHUS 和 ABUS

检查。为了获得确认 HHUS 和 ABUS 补片识别结果的评估标准，只有随后将接受外科手术的患者才被归入本项研究中。基于手术发现，患者中先前曾植入过补片的 42 人（43%）构成本实验的病例组，患者中没有植入过补片的 55 人（57%）构成本实验的对照组。最后对 HHUS 和 ABUS 的实验数据进行匿名化处理，以备后续研究使用。本研究中的 97 例切口区域的位置分布总结如表 2.2 所示。

表 2.2　97 例切口区域的位置分布

区域	切口疝的位置	病例数（所占比例）
中线区	剑突下的区域	5（5.2%）
	上腹部区域	21（21.6%）
	脐部区域	8（8.2%）
	脐下区域	34（35.1%）
	耻骨弓上部区域	11（11.3%）
外侧区	肋下区域	4（4.1%）
	侧腹区域	9（9.3%）
	腹股沟区域	5（5.2%）

2.2　实 验 方 法

2.2.1　HHUS 检查

HHUS 检查由一名具有五年腹壁疝超声检查经验的执业医生进行。使用设备为西门子 ACUSON S2000 超声系统（制造商：西门子 Medical Solutions，Mountain View，CA，USA）。超声探头为 14L5 线阵探头，中心频率设置为 11MHz。检查时由该超声医生将横断面和矢状面的最能体现检查区域的静态二维 HHUS 图像采集并存储在离线工作站中，以供进行后续审查和分析。

2.2.2　ABUS 检查

ABUS 检查由同一名超声医生进行操作，同样使用西门子 ACUSON S2000 超声系统，但使用 14L5BV 线性阵列探头。该探头的中心频率在 9～11MHz 可调。这个探头能够通过单次扫描捕获 154mm×168mm×60mm 的容积区域。在每次扫描中，ABUS 能生成 318 帧层间距为 0.5mm 的二维横断面切片。扫描之前，由超声医生对探头施加适当压力，以确保探头能紧密地贴附在检查区域的表面。采集后，容积数据集自动从超声系统发送到诊断工作站，以便对三维数据进行综合分析。

2.2.3 数据评估和统计分析

由两名经验丰富的执业超声医生对采集的二维 HHUS 静态图像和三维 ABUS 容积数据进行评估分析。两名超声医生对体检结果和手术结果都不知情，他们之间的任何分歧都通过协商进行解决。这些图像被用于评估在切口区域内是否存在先前植入的补片。补片可见性以 4 分制进行分级：V1 表示准确可见，V2 表示不准确可见，V3 表示可间接辨认，V4 表示不可见。

以 97 例切口区域的手术发现作为评价金标准，对 HHUS 和 ABUS 两种方法各自对先前植入补片识别的准确率、敏感性、特异性、阳性预测价值（positive predictive values，PPV）、阴性预测价值（negative predictive values，NPV）、假阳性率和假阴性率进行计算。

使用统计软件 SPSS（v 15.0，SPSS Inc.，Chicago，IL）对实验数据进行统计分析。对实验方法（HHUS 和 ABUS）获得的结果与来自金标准（手术发现）的结果进行比较。Kappa 统计和加权 Kappa 统计[76]及其 95%的置信区间用来分析 HHUS 和 ABUS 与手术结果之间的一致性。为解释 Kappa 系数（κ），使用以下定义：$\kappa \leqslant 0$，表示一致性强度极差；$0.01 \leqslant \kappa \leqslant 0.20$ 表示微弱的一致性；$0.21 \leqslant \kappa \leqslant 0.40$，表示弱的一致性；$0.41 \leqslant \kappa \leqslant 0.60$，表示中度的一致性；$0.61 \leqslant \kappa \leqslant 0.80$，表示较高的一致性；$0.81 \leqslant \kappa \leqslant 0.99$，表示几乎完全一致；$\kappa = 1.00$，表示完全一致[77]。

2.3 实验结果及讨论

2.3.1 离体实验结果及讨论

在明胶仿体实验一中，HHUS 和 ABUS 对三维补片塞的成像结果如图 2.5 所示。由图 2.5 可以发现，ABUS 的横断面视图与 HHUS 的横断面视图非常相似。但 ABUS 所能提供的视野明显较宽，更便于超声医生一次性观察较大尺寸的补片。同时，由于 ABUS 能够提供更加直观和容易理解三维信息，所以超声医生不用在脑海中人为重建三维补片塞的空间结构。

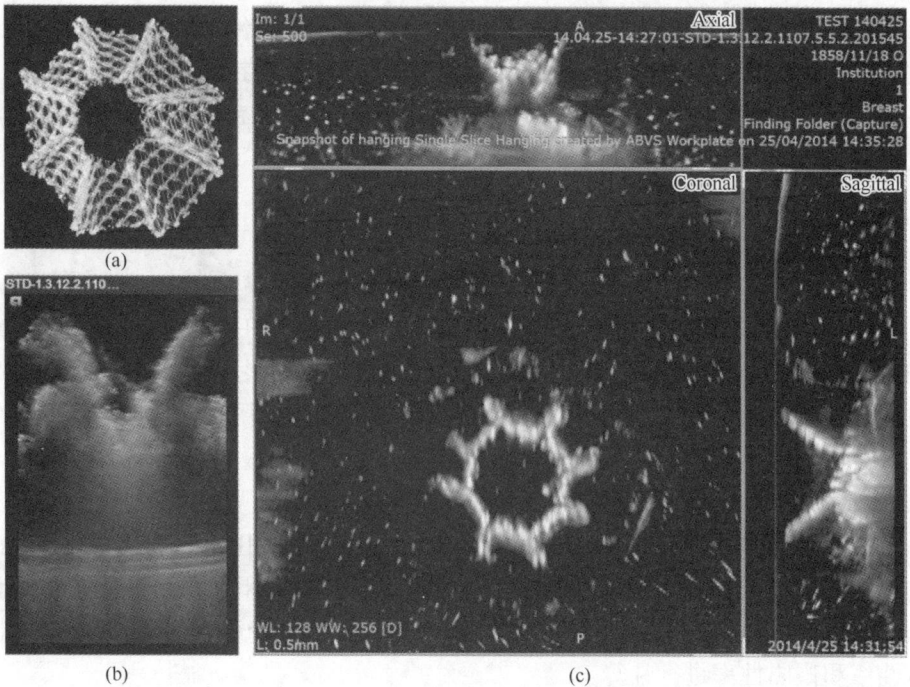

图 2.5　三维补片塞的照片和成像结果

（a）轻量型单丝聚丙烯三维补片塞的顶视图；（b）HHUS 的横断面成像结果；（c）ABUS 的成像结果，
三个正交平面（Axial 代表横断面，Sagittal 代表矢状面，Coronal 代表冠状面），扫描深度为 30mm

　　在明胶仿体实验二中，ABUS 对四种呈水平放置的扁平补片的对比成像结果如图 2.6 所示。

　　图 2.6 中，从左至右的四列分别是 ABUS 对巴德公司 LW 补片、强生公司 LW 补片、巴德公司 HW 补片和巴德公司复合补片的成像结果，从上到下的三行分别是 ABUS 的横断面、冠状面和矢状面。由图 2.6 可以发现，ABUS 的横断面视图与 HHUS 的横断面视图非常相似。注意，两种 LW 补片都在冠状面显示出非常明显的网状纹理结构。在横断面和矢状面视图中，巴德公司 HW 补片下方可观察到明显的声学阴影（图中三角形所指），而巴德公司复合补片下方的声学阴影非常严重，已经直接影响到 ABUS 对补片下方区域的成像。在横断面和矢状面视图底部，原本在其他三种补片成像结果中均可观察到的塑料盒底，此时已无法在复合补片成像结果中观察到（图中箭头所指）。

　　作为例子，图 2.7 给出了 ABUS 对 Ultrapro™ Mesh（LW）实验盒的完整成像结果。

　　由图 2.7 可以发现，由于超声医生可以非常方便和直观地通过 ABUS 的三维正交视图查看到 4 片 Ultrapro™ Mesh 补片样品的空间姿态，所以超声医生不需

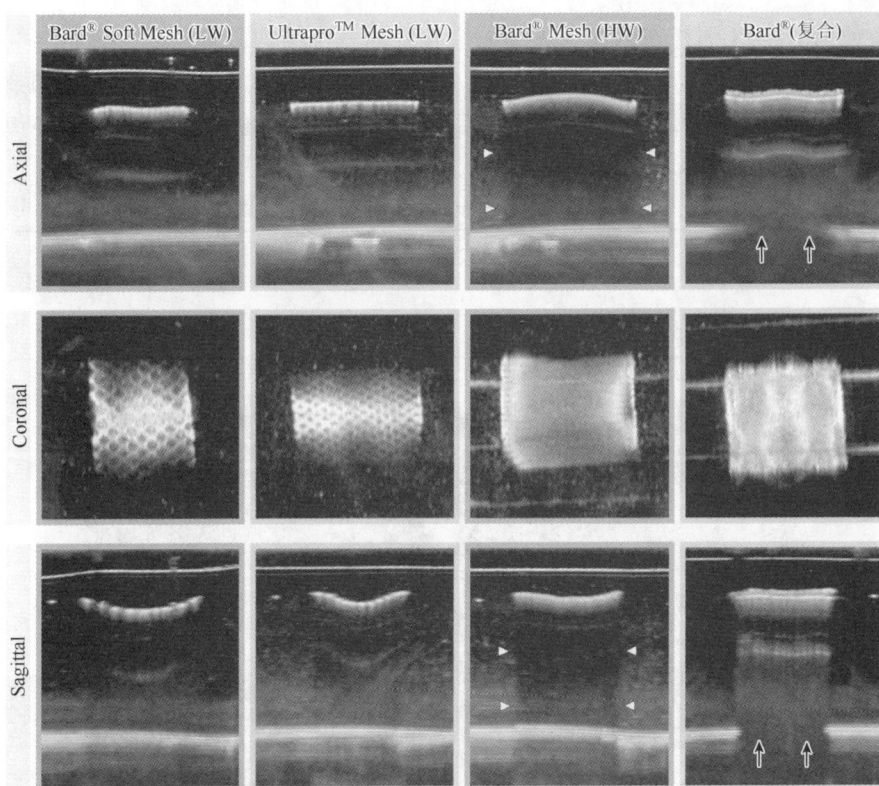

图 2.6　ABUS 对四种扁平补片的成像结果对比

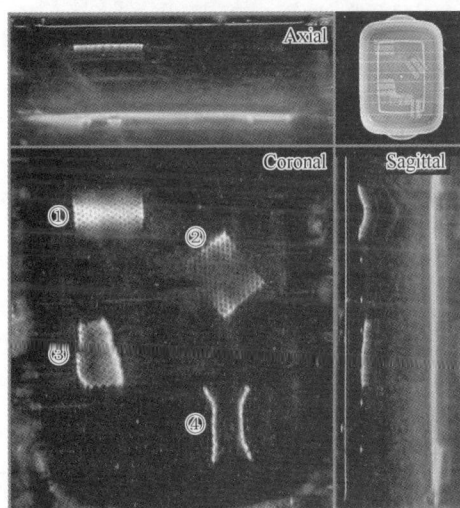

(a) Ultrapro™ Mesh实验盒的ABUS三正交平面视图　　(b) 基于ABUS实验盒扫描数据的三维渲染结果

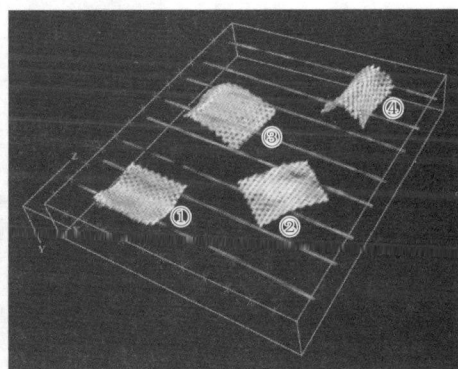

图 2.7　ABUS 对 Ultrapro™ Mesh(LW)实验盒的成像结果

要像使用 HHUS 那样在脑海中人为整合补片的三维结构。

在猪腹块仿体实验中，HHUS 和 ABUS 对三种扁平补片样品的可见性评级结果总结如表 2.3 所示，而三种扁平补片样品的 ABUS 成像结果如图 2.8 所示。

表 2.3　猪腹块中补片样品的 HHUS 和 ABUS 可见性评级结果

品牌名称	HHUS	ABUS
Bard® Soft Mesh	V3	V2
Ultrapro™ Mesh	V2	V1
Bard® Mesh	V1	V1

注：可见性分级，V1 为准确可见；V2 为不准确可见；V3 为可间接辨认；V4 为不可见。

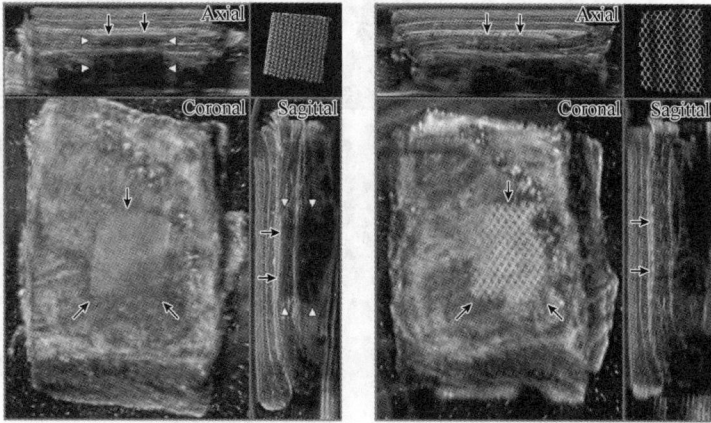

(a) 带有后方声学阴影 (图中三角形所指) 的
重量型的Bard®补片 (图中箭头所指)
显示于三正交平面中

(b) 轻量型Ultrapro™补片 (图中
箭头所指) 显示于三正交平面中

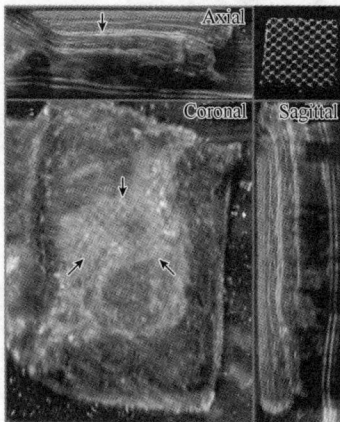

(c) 轻量型Bard® Soft补片 (图中箭头所指) 显示于三正交平面中

图 2.8　扁平补片照片和 ABUS 成像结果

扫描深度为 30mm，补片样品植入的切口深度近似为 9.5mm

通过图 2.8 可以发现，由于 HW 补片的厚度明显大于 LW 补片，所以 HHUS 更容易识别出 HW 补片，而对于 LW 补片的识别则不太稳定。而当使用 ABUS 时，由于结合了新的冠状面信息，加强了 LW 补片的可识别性。如表 2.3 所示，同样的补片，其 ABUS 的可见性评级结果总是高于 HHUS 的评级结果。说明对于同样的补片，超声医生在 ABUS 图像中要看得更为清楚。

2.3.2　在体实验结果及讨论

97 例切口区域补片的 HHUS 和 ABUS 可见性评级结果与手术发现总结如表 2.4 所示。该表中带 FN 上标及下划线的数值代表假阴性（false negative，FN）评级（即本来是含有补片的阳性，被错误评定为不含补片的阴性）；带 FP 上标及下划线的数值代表假阳性（false positive，FP）评级（即本来是不含补片的阴性，被错误评定为含有补片的阳性）。

表 2.4　97 例切口区域补片的 HHUS 和 ABUS 可见性评级结果与手术发现

手术发现	可见性等级	HHUS	ABUS
42（含补片）	V1	22（52.4%）	35（83.3%）
	V2	2（4.8%）	2（4.8%）
	V3	5（11.9%）	1（2.4%）
	$\underline{V4}^{FN}$	$\underline{13}^{FN}$（30.9%）	$\underline{4}^{FN}$（9.5%）
55（不含补片）	$\underline{V1}^{FP}$	0	0
	$\underline{V2}^{FP}$	0	0
	$\underline{V3}^{FP}$	$\underline{3}^{FP}$（5.5%）	$\underline{1}^{FP}$（1.8%）
	V4	52（94.5%）	54（98.2%）

注：表中的数值为适合该项分类的切口区域例数。可见性分级：V1 为准确可见；V2 为不准确可见；V3 为可间接辨认；V4 为不可见。

对于 97 例切口区域，有 39 例和 32 例分别被 ABUS 和 HHUS 确定为含有先前植入补片。ABUS 相比 HHUS 表现出更好的补片识别性能，表现为准确率 94.8%对 83.5%、敏感性 90.5%对 69.0%和特异性 98.2%对 94.5%。详细结果总结如表 2.5 所示。

表 2.5　　HHUS 和 ABUS 的准确率、敏感性、特异性、PPV、NPV、假阳性率和假阴性率

成像方式	准确率	敏感性	特异性	PPV	NPV	假阳性率	假阴性率
HHUS	83.5% （81/97）	69.0% （29/42）	94.5% （52/55）	90.6% （29/32）	80.0% （52/65）	5.5% （3/55）	31.0% （13/42）
ABUS	94.8% （92/97）	90.5% （38/42）	98.2% （54/55）	97.4% （38/39）	93.1% （54/58）	1.8% （1/55）	9.5% （4/42）

　　为了分析 HHUS 和 ABUS 与手术结果之间的一致性，使用统计软件 SPSS 来计算 Kappa 值和加权 Kappa 值。

　　Kappa 值表明，HHUS 与手术发现间存在较高的一致性（$\kappa = 0.78$，95% CI，$0.66\sim0.90$），而 ABUS 与手术发现几乎完全一致（$\kappa = 0.93$，95% CI，$0.86\sim1.00$）。加权 Kappa 值表明，HHUS 和 ABUS 相互间存在较高的一致性（$\kappa_{weighted} = 0.74$，95% CI，$0.61\sim0.86$）。

　　本实验中，主要考虑了以下两个问题：①HHUS 探头适合频率的选择；②随着扫描深度的不断增加，ABUS 的成像分辨率逐渐降低。

　　选择合适的 HHUS 探头检查频率是一个重要的问题。一方面，使用较高频的超声成像能够得到较高的图像分辨率，这可以使超声医生更容易观察到植入的 LW 补片。另一方面，高频超声的衰减比低频超声严重，特别是当患者皮下脂肪层较厚时。这可能不利于超声医生通过使用补片的后方声学阴影来感知植入的 HW 补片。在一般情况下，研究所得的实践经验是：一个 10～12MHz 的探头频率对于大多数类型的患者体质是有效的。

　　ABUS 的主要局限在于其对深部组织的成像分辨率相对较低。随着 ABUS 成像深度的增加，其图像的可分辨率逐渐降低。作为例子，图 2.9 为 ABUS 对于 1.3mm、19.2mm 和 26.4mm 三个不同成像深度的冠状面视图。研究所得的实践经验是：当补片植入深度在 20mm 以内时，通过使用冠状面视图，可以有效地将补片从其相邻组织中区分出来。如图 2.9（a）所示，由于切口疤痕位置较浅，所以可以得到非常清晰的冠状面图像。如图 2.9（b）所示，由于第一层补片的深度仍然在 20mm 以内，虽然其冠状面图像的可分辨率不如 1.3mm 处的切口疤痕，但仍可有效地从冠状面视图中分辨出补片。如图 2.9（c）所示，由于第二层补片所在位置较深，所以在冠状面视图中已经很难分辨出补片与其周围组织的差异。

2.3.3　ABUS 冠状面中的网状纹理

　　在横断面和矢状面视图中，补片和筋膜通常都呈现为一个线性的高回声区。而在不能由 HHUS 产生的冠状面视图中，它们之间存在显著的纹理差异，特别

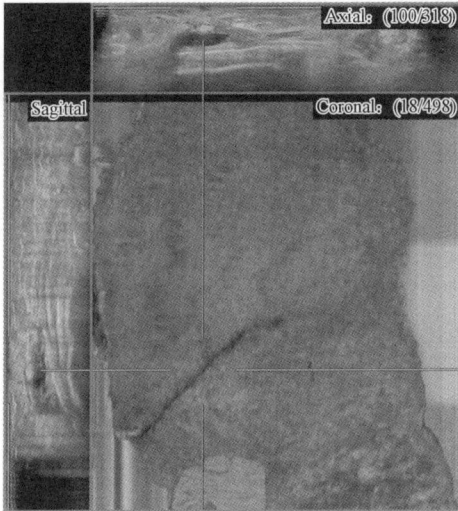

(a) ABUS图像中选取了切口疤痕上的一个感兴趣点（以十字准线指示），当前冠状面视图的相应深度为1.3 mm

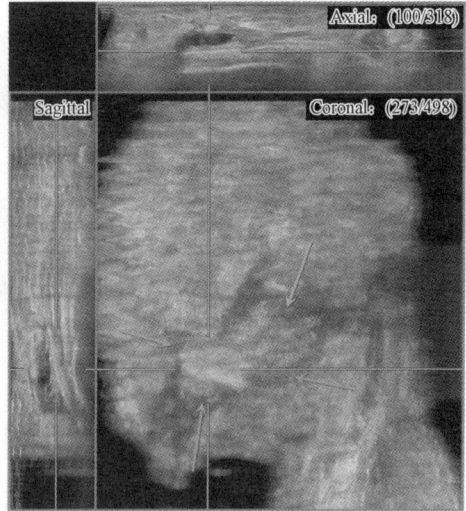

(b) 第一层补片的ABUS图像，当前冠状面视图的相应深度为19.2 mm

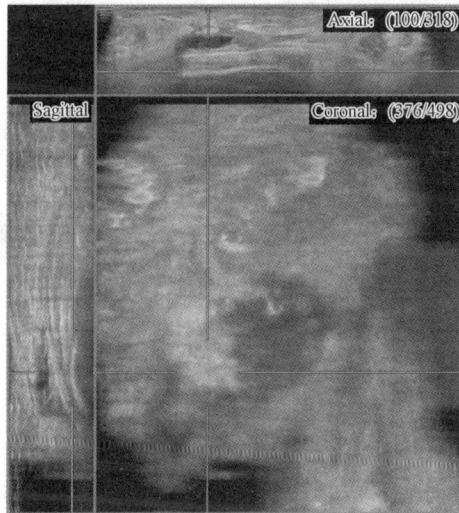

(c) 第二层补片的ABUS图像，当前冠状面视图的相应深度为26.4 mm

图 2.9　一例 68 岁女性患者的切口区 ABUS 成像结果

ABUS 扫描深度为 35mm。患者主诉曾接受过多次补片修补手术，近期在手术切口区域出现疼痛和膨胀

是对于 LW 补片。因此，这里将通过 ABUS 冠状面提供的网状纹理单独提出进行强调。在含有 LW 补片的 18 例切口区域中，17 例能通过 ABUS 在冠状面呈现出明显的网状纹理，如图 2.10 所示。

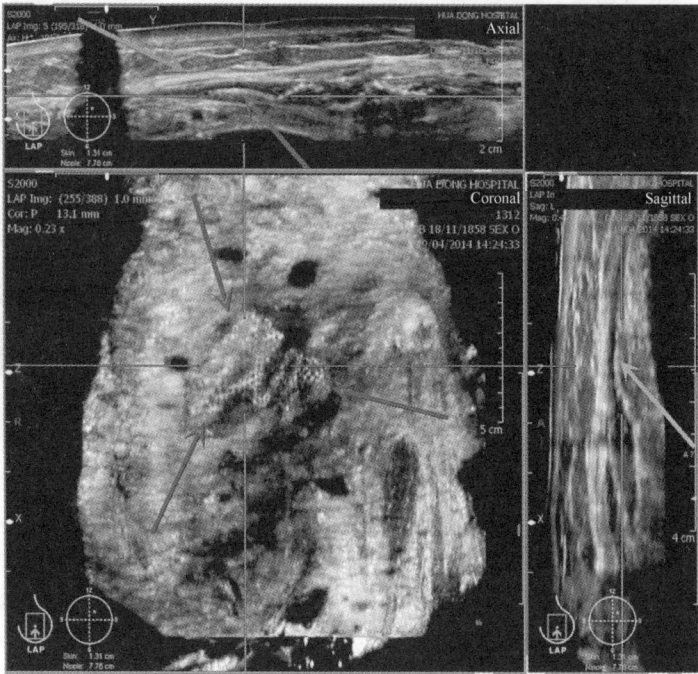

(a) LW Ultrapro™补片（图中箭头所指）显示于三正交平面中，当前冠状面视图的相应深度为13.1mm。注意，植入补片在冠状面和横断面为准确可见，而在矢状面仅为间接可辨认

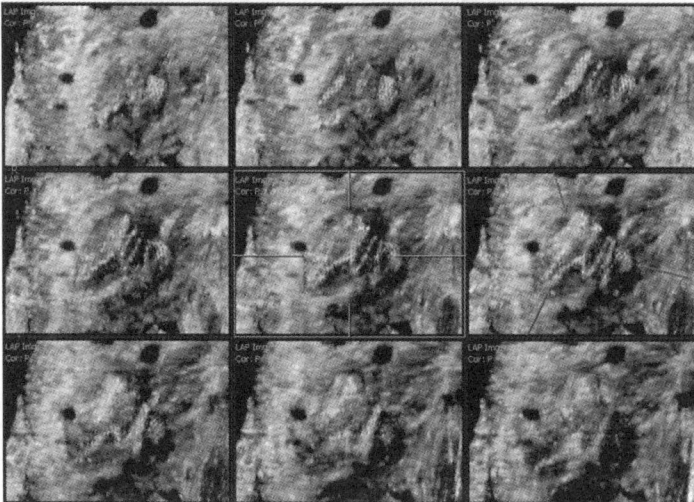

(b) 植入补片的冠状面多切片视图，切片间隔为0.5mm。图中清楚显示出了补片的网状纹理和补片因术后收缩形成的波浪形轮廓

图 2.10　一例 76 岁男性患者的切口区 ABUS 成像结果

ABUS 扫描深度为 20mm。患者主诉体内含有由腹腔镜手术植入的 Ultrapro™ 补片，近期在手术切口区域出现慢性腹壁疼痛

而在对照组中，所有的切口区域均没有呈现出这样的网状纹理。然而，当对这 18 例切口区域以 HHUS 或仅以 ABUS 的横断面和矢状面进行补片识别时，有 9 例被错误地评定为不含有补片，如图 2.11（a）中的横断面和矢状面所示。使用在 ABUS 冠状面中是否出现网状纹理，来对切口区域是否含有轻量型补片进行识别，其特异性、敏感性和准确率分别为 100.0%（55/55）、94.4%（17/18）和 98.6%（72/73）。

与 HHUS 相比，ABUS 在 LW 补片的识别方面具有明显的优势。ABUS 是目前识别 LW 补片的最有效方法。在 HHUS 超声视图中，传统的 HW 补片通常显示为一个带有后方声学阴影的线性高回声区[12]，这将使临床医生能够使用 HHUS 的横断面和矢状面视图，方便地观察到 HW 补片。

然而，LW 补片材质较薄，并具有较大的网孔，导致其在 HHUS 超声视图中的线状回声交界面非常薄，且极少出现后方声学阴影，所以较难由 HHUS 识别［图 2.8（c）的横断面和矢状面视图］。特别是当 LW 补片植入在靠近筋膜，并且/或者补片尺寸较小时［图 2.11（a）的横断面和矢状面视图］。而在独特的由 ABUS 产生的冠状面视图中，LW 补片的大孔径结构使其呈现出显著的网状纹理［图 2.11（a）和（b）的冠状面视图］。因此，LW 补片更容易由冠状面视图

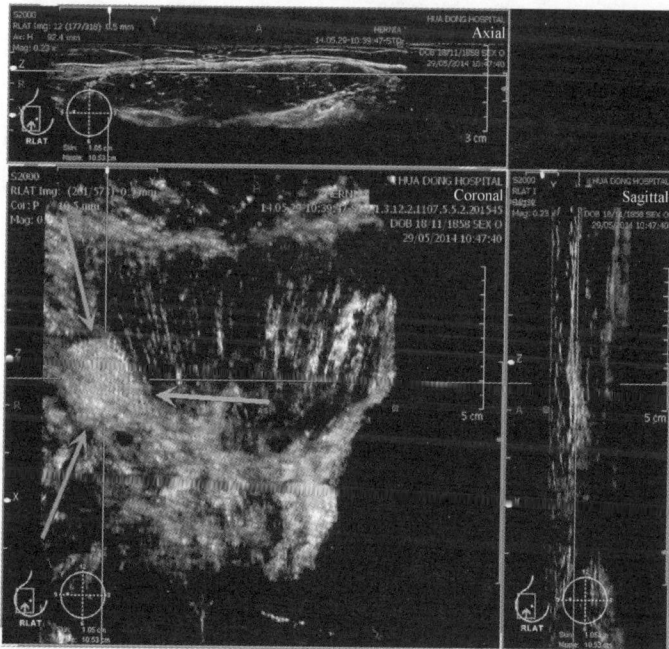

(a) LW Ultrapro™补片（图中箭头所指）显示于三正交平面中，当前冠状面视图的相应深度为 10.5 mm。注意，植入补片仅在冠状面为准确可见（图中箭头所指），而在横断面和矢状面为不可见

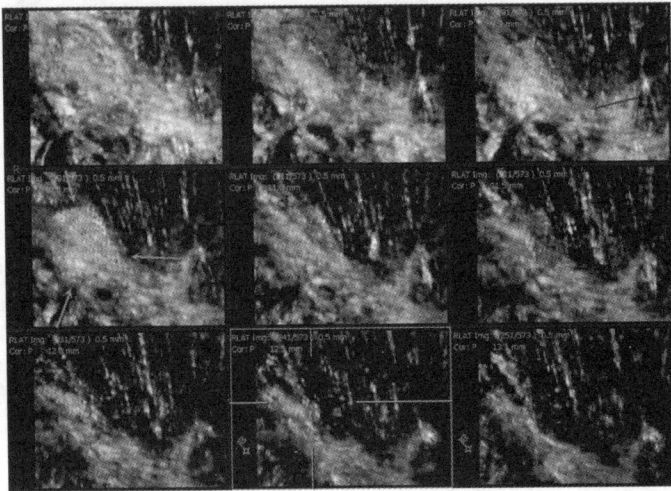

(b) 植入补片的冠状面多切片视图，切片间隔为0.5 mm。图中清楚显示出
补片的尺寸、网状纹理，以及与相邻组织的关系

图 2.11　一例 45 岁男性患者的切口区 ABUS 成像结果

补片为 Ultrapro™，尺寸为 50mm×60mm，手术位置为上衬，扫描深度 30mm

进行识别。更重要的是，由冠状面才能提供的植入补片与其周围组织的关系，
可以作为随后外科手术中的重要参考。

　　对于在体实验结果：ABUS 的假阴性率为 9.5%（4/42）。也就是说，有四例
含有补片的切口区域被 ABUS 误诊为不含补片。究其原因，主要与切口区域所
在的解剖位置相关。基于手术发现，所有这 4 例误诊的切口区域均位于腹股沟
区。由于补片植入在相对较深的腹股沟区域，所以这些补片较难由 ABUS 进行
鉴别。同时，HHUS 的假阴性率为 31.0%（13/42），且被 HHUS 误诊为不含补片
的 13 例切口区域中，有 9 例所含的都是 LW 补片。这些误诊则主要与切口区域
所含的补片类型相关。如前面提到的，LW 补片材质较薄，并具有较大的网孔，
较难由 HHUS 进行识别。

2.4　本 章 小 结

　　本章对"ABUS 技术用于识别切口疝植入补片"这一创新性临床应用进行
了可行性研究。研究表明，ABUS 具有相比 HHUS 更好的补片识别性能，有可
能成为一个非常具有应用前景的切口疝补片成像模式。离体实验表明，ABUS
能呈现出比 HHUS 更为清晰和有效的补片成像结果。在体实验表明，超声医生
使用 ABUS 更有把握准确识别出补片的存在。此外，相比于识别金标准（手术

发现），Kappa 值表明 ABUS 和手术发现间具有更高的一致性。

ABUS 表现出的性能优势可以归因于其相比 HHUS 所提供的新特性和新优势。首先，ABUS 可以提供所扫描区域的更直观和更易于理解的三维解剖结构。因此，超声医生不需要在脑海中人为整合三维结构的多重图像。其次，ABUS 具有宽阔的视野，它可以不遗漏任何部分地一次性显示整个切口区域，使超声医生能更容易观察到植入的补片。再次，基于 ABUS 的标准化文档存储特性，它允许任何独立的超声医生，在任何时间，都可以对可疑区域进行深入探索。最后，ABUS 所生成的不能由 HHUS 获得的冠状面视图，提供了 LW 补片特有的网状纹理。

本研究的一个局限是通过 HHUS 检查时所存储的静态图像来对切口区域是否含有补片做出评估。研究所得的实践经验是，由静态图像识别切口疝补片比使用实时 HHUS 检查更加困难。其原因可以解释为一个客观事实，即当使用静态图像时，研究者失去了对检查中认为可疑的区域再进一步深入探索的能力。然而，静态图像同时也使实验数据的标准化和匿名化得以实现，有利于后续独立评估的进行。

本章针对二维超声无法准确检测聚丙烯轻量型补片的问题，提出了基于自动三维超声成像技术的补片检测方法。通过离体和在体实验，从实际使用效果的角度证明了该方法的有效性。由 ABUS 冠状面提供的网状纹理对于 LW 补片的识别特别有效。ABUS 的使用可以有效识别较难由 HHUS 进行鉴别的补片病例。

3　基于各向异性扩散的 ABUS 图像斑点降噪

斑点噪声是一种颗粒状斑纹，常见于相干成像系统，如超声（ultrasound，US）、光学相干断层扫描（optical coherence tomography，OCT）和合成孔径雷达（synthetic aperture radar，SAR）成像中。斑点噪声同时降低了图像的空间分辨率和图像对比度，增加了图像的解读困难。

医学超声成像具有实时、非放射性、非侵入性、价格低廉等特点，被广泛用于人体器官和组织的成像。然而，其低信噪比、低组织间对比度、受斑点噪声污染等缺陷，使直接对其进行分析和识别具有难度[78-80]。此外，超声图像中的斑点噪声还会降低图像分割、分类等自动图像处理任务的速度和精度。因此，为了增强器官可视化，提高体积测量精度，常需对超声图像进行滤波处理，以尽量滤除斑点噪声而不破坏图像的重要细节特征。

ABUS 系统作为一种三维超声成像设备，无论其二维图像数据还是三维图像数据中都不可避免地存在斑点噪声。ABUS 图像中的斑点噪声对于后续章节中对切口疝补片的自动检测工作是极为不利的。斑点噪声不仅会影响感兴趣区域自动提取的速度和精度，还会直接降低 LW 补片在冠状面的网状纹理特征对于分类识别轻量型补片与筋膜时的有效性。

本章分别针对二维 ABUS 图像中的斑点噪声提出一种基于同质区域自动选取的各向异性扩散降噪算法，针对三维 ABUS 图像中的斑点噪声提出一种智能各向异性扩散降噪算法。在实际应用中，可根据所需处理的 ABUS 图像维数灵活选择使用，为后续章节对切口疝补片的自动检测和评估工作提供快速而有效的斑点降噪算法保障。

3.1　各向异性扩散降噪方法概述

基于偏微分方程的各向异性扩散是由 Perona 和 Malik 于 1990 年提出的一种图像滤波方法，简称 PM 算法。该方法将异质扩散和迭代平滑概念引入图像处理中，与传统的空间滤波方法相比，具有去除噪声的同时保留甚至增强图像边缘信息的优点[78, 81]。对受低程度加性噪声污染的图像，PM 算法能取得很好的降噪效果，但对受乘性斑点噪声污染的低信噪比超声图像，PM 算法的滤波效果往往不尽如人意，有时甚至得到相反的结果[80]。

2002 年，Yu 等提出了斑点降噪各向异性扩散（speckle reducing anisotropic diffusion，SRAD）算法，重新构造了边缘检测和扩散系数方程。相比 PM 算法，该算法能较好地区分图像中的灰度变化是由斑点噪声引起的还是由区域边缘引起的，并阻止垂直于边缘方向的平滑，加强平行于边缘方向的平滑[82]。

3.1.1　Perona-Malik 模型

由 Perona 和 Malik[78]提出的各向异性扩散（AD）模型的基本思想是求解初始值为原始图像的非线性扩散方程，其模型表示为

$$\begin{cases} \dfrac{\partial I}{\partial t} = \mathrm{div}[c(\|\nabla I\|) \cdot \nabla I] \\ I(t = 0) = I_0 \end{cases} \tag{3.1}$$

式中，div 为散度算子；∇ 为梯度算子；$\|\nabla I\|$ 为 ∇I 的幅度；$c(\|\nabla I\|)$ 为扩散系数方程；I_0 为初始图像；t 为引入的时间算子。他们提出了两种形式的扩散系数方程，即

$$c(\|\nabla I\|) = \frac{1}{1 + (\|\nabla I\|/k)^2} \tag{3.2}$$

$$c(\|\nabla I\|) = \exp[-(\|\nabla I\|/k)^2] \tag{3.3}$$

式中，k 为边缘强度参数。该模型的基本原理是利用梯度算子来辨别由噪声引起的图像梯度变化和由边缘引起的图像梯度变化，然后用邻域加权平均去除由噪声引起的小梯度变化，同时保留由边缘引起的大梯度变化，这个过程迭代进行，直至图像中的噪声被去除。

该模型对于受加性噪声污染的图像可以取得很好的滤波效果，但对于受乘性噪声污染且信噪比较低的超声图像效果不佳，甚至起到反效果。原因是在超声图像中，由斑点噪声引起的梯度变化有可能会大于由边缘引起的梯度变化，导致该模型错误地将由斑点噪声引起的强梯度变化区域当做边缘进行保护甚至增强；而将由边缘造成的弱梯度变化区域当做噪声进行滤除。

3.1.2　针对斑点噪声的 SRAD 改进模型

基于 Perona-Malik 模型，SRAD 算法可描述为将原始带噪图像 $f_0(x, y)$ 作为滤波器零时刻的输入 $f_0(x, y; 0)$，滤波器 t 时刻对带噪图像 $f_0(x, y; t)$ 的调整取决于前一时刻的输出，并满足以下偏微分方程（partial differential equation，PDE）[82]：

$$\begin{cases} \dfrac{\partial f(x,y;t)}{\partial t} = \mathrm{div}[c(x,y;t)\nabla f(x,y;t)] \\ f(x,y;0) = f_0(x,y) \end{cases} \tag{3.4}$$

式中，div 为散度算子；∇ 为梯度算子；$c(x,y;t)$为扩散系数方程。为将各向异性扩散方法有效用于乘性噪声污染的超声图像，SRAD 算法针对超声斑点噪声的乘性性质，提出了如下扩散系数方程和边缘检测算子：

$$c(x,y;t) = \cfrac{1}{1 + \cfrac{[q^2(x,y;t) - q_0^2(t)]}{[q_0^2(t)(1 + q_0^2(t))]}} \tag{3.5}$$

$$q(x,y;t) = \sqrt{\cfrac{\dfrac{1}{2}(|\nabla I|/I)^2 - \dfrac{1}{16}(\nabla^2 I/I)^2}{\left[1 + \dfrac{1}{4}(\nabla^2 I/I)\right]^2}} \tag{3.6}$$

式中，$q(x,y;t)$为瞬时变化系数（instantaneous coefficient of variation，ICOV）或边缘检测算子；$q_0(t)$为 t 时刻的扩散阈值。边缘检测算子 $q(x,y;t)$中不仅包含梯度算子，还包含可用于区分由噪声或边缘引起的灰度变化的拉普拉斯算子，所以使 SRAD 算法在斑点噪声环境中的边缘检测相比 Perona-Malik 模型更加准确。将 $q(x,y;t)$的模值拉伸为[0，255]，即可得到滤波图像的边缘-强度检测图。

分析式(3.4)～式(3.6)可得：当 $q^2(x,y;t) = q_0^2(t)$ 时，$c(x,y;t)=1$；当 $q^2(x,y;t) > q_0^2(t)$ 时，$c(x,y;t)<1$；当 $q^2(x,y;t) < q_0^2(t)$ 时，$c(x,y;t)>1$。如果假设扩散方程 $c(x,y;t)$代表扩散速度，那么在与被选定的同质区域均匀性类似的区域，由于其 $q^2(x,y;t) \approx q_0^2(t)$，扩散速度趋于中等；在比被选定的同质区域更加平滑的区域，由于其 $q^2(x,y;t) < q_0^2(t)$，扩散速度则较快；而在比被选定的同质区域包含更多边缘和细节信息的区域，由于其 $q^2(x,y;t) > q_0^2(t)$，扩散速度则较慢。可见，$q_0(t)$以扩散门限的形式，有效地控制着每次迭代过程中算法对图像中不同区域施加的平滑量大小[83]，所以 SRAD 算法的实际应用效果直接取决于对 $q_0(t)$估算的准确性，错误的估值将导致 SRAD 算法对图像细节和边缘的模糊化。其准确的计算方法如下：

$$q_0(t) = \cfrac{\sqrt{\mathrm{var}[z(t)]}}{\overline{z(t)}} \tag{3.7}$$

式中，$\mathrm{var}[z(t)]$ 和 $\overline{z(t)}$ 分别为经由人工选取的超声图像同质区域计算的方差和均值。

3.1.3 SRAD 算法扩散门限的估计方法

为避免对人工选取同质区域的依赖，以便于算法的实际应用，文献[82]给出了扩散参数 $q_0(t)$ 的近似计算公式：

$$q_0(t) \approx q_0 \exp(-\rho t) \qquad (3.8)$$

式中，q_0 为初始扩散阈值；ρ 为衰减常数。在滤波处理前预先由人工设定好 q_0 和 ρ，用式（3.8）代替式（3.7），就可以避免人工对超声图像同质区域的选取。由于该方法实际使用效果不佳[84]，所以本书后续部分不再对其进行讨论。

文献[85]提出了一种使用鲁棒统计学工具自动估计扩散参数的方法，即

$$q_0(t) = \left(\frac{C}{\sqrt{2}}\right) \text{MAD}[\nabla \ln f(x, y; t)] \qquad (3.9)$$

$$\text{MAD}(\nabla \ln f(x, y; t)) = \text{median}\{\| \nabla \ln f(x, y; t) - \text{median}[\| \nabla \ln f(x, y; t) \|] \|\} \qquad (3.10)$$

式中，MAD 为中值绝对偏差（median absolute deviation）；median 为邻域中值；常数 C 为 1.4826。对比式（3.7），MAD 方法虽然运算量较大，但实现了对扩散参数的自动估计，使 SRAD_{MAD} 受到后续研究者的广泛关注。

受 SRAD 算法的启发，Aja-Fernández 等于 2006 年提出了细节保留各向异性扩散（detail preserving anisotropic diffusion，DPAD）算法[84]，并于 2009 年提出了相应的扩散参数自动估计方法 MODE[86]。当参数估计足够准确时，$\text{DPAD}_{\text{MODE}}$ 能够取得接近于 SRAD_{MAD} 的降噪处理效果，并在细节保留方面略微优于 SRAD_{MAD}。

3.2 二维 ABUS 图像同质区域自动选取各向异性扩散

如前所述，为避免对人工同质区域选取的依赖，较准确地自动估计扩散门限，虽然已陆续有文献提出了解决方法[84-86]，但是这些方法对于复杂图像缺乏普适性，并且需要很长的处理时间，限制了 SRAD 在超声图像分析中的应用。为提高 SRAD 对超声图像滤波降噪的有效性和稳定性，本节提出一种基于四叉树（quadtree，QT）分解的超声同质区域自动选取方法，通过准确计算 SRAD 的扩散参数，达到对超声图像较好的斑点降噪目的。

3.2.1 改进型四叉树图像分解

理想状态下，同质区域应是超声图像中一个尽可能大的、不含组织间交接

边缘的、斑点噪声均匀分布的区域[82]。本节为自动选取同质区域，首先使用最大类间方差二值化算法确定超声图像的最优二值化阈值；然后通过估算斑点噪声的尺寸来设定四叉树最小分割深度，以减少算法迭代次数；最后使用之前确定的最优二值化阈值作为区域均匀性标准对超声图像进行四叉树分解。

3.2.1.1　经典四叉树图像分解

　　四叉树是一种树形数据结构，其每个内部节点要么恰好拥有 4 个子节点，要么没有子节点（树叶节点）。四叉树分解算法常用于将二维空间通过递归方式逐级细分成四个区域[87-89]。四叉树分解作为一种分析技术，可从大到小将图像细分为相比原图像具有更好的均匀性的图像块，该特点正好符合对超声同质区域的选择要求。

　　首先将边长 $N = 2^n$ 的正方形超声图像 I 等分为 4 个相同尺寸的正方形待分割子块 H；然后依次检测每一子块是否满足区域均匀性标准，满足标准的子块则不再细分，不满足标准的子块则再次被细分为 4 个子块；最后对新的子块使用区域均匀性标准进行检测。反复迭代该过程，直到每个分块都满足区域均匀性标准。

　　所用的四叉树分解区域均匀性标准定义为

$$\max_L = \max(L(H(x, y))) \tag{3.11}$$

$$\min_L = \min(L(H(x, y))) \tag{3.12}$$

$$\max_L - \min_L < k^* \tag{3.13}$$

式中，$L(H(x, y))$ 为待分割子块 H 中任意以 x、y 为横、纵坐标的像素点的灰度值；$\max_L$ 和 $\min_L$ 分别为子块 H 所有像素点的最大灰度值和最小灰度值；k^* 为给定阈值，即 $\max_L$ 与 $\min_L$ 之差应小于给定阈值 k^*。

　　该方法实现了对超声图像由粗到细的多尺度分割。对组织间的交接边缘，四叉树分割尺度很细，可得到较小尺寸的分块；而对平稳的同质区域内部，四叉树分割尺度粗，可得到较大尺寸的分块。最终得到对超声图像具有空间自适应性的多尺度分割。

3.2.1.2　最大类间方差二值化

　　由人工预先设定四叉树分解的区域均匀性判定阈值 k^*，不仅效率低、缺乏普适性，而且有可能造成过分割或欠分割。为自动、合理选定四叉树分割阈值 k^*，不新增需预先设定的参数，这里使用最大类间方差二值化方法对该阈值进行自动选取。

最大类间方差法是一种根据灰度图像自动获取其全局阈值的方法，算法通过使目标和背景间的类间方差与类内方差的比值最大来动态确定图像的最优二值化阈值[90]。使用该方法自动获取阈值，保证了算法可以在无人工干预的状况下自动执行。

3.2.1.3　斑点噪声尺寸估计

由于斑点噪声具有自身的尺寸，过小的分块无法包含足够数量的斑点噪声，从而无法准确反映斑点噪声呈均匀分布时的特性，不能作为最终选取的同质区域。同时，基于四叉树分解算法本身的特点，随着分解的逐级深入，子块的尺寸以指数形式减小，而同级子块的数量则以指数趋势上升。如果不设定四叉树的最小分割深度，在最终的分割结果中，类似（1×1）、（2×2）像素之类的小尺寸分块数量惊人，使四叉树算法迭代次数无谓激增。为提高算法运行效率，这里通过估算斑点噪声的尺寸来设定四叉树最小分割深度，以减少算法迭代次数。

相干斑纹图像中的斑点平均尺寸可通过斑纹图像强度的归一化自协方差函数来估算。该函数的半峰全宽（full width at half maximum，FWHM）提供了一个对斑点平均宽度的合理估值[91-93]。

所用的四叉树最小分割深度 $\mathrm{BS_{min}}$ 定义为

$$\begin{cases} \mathrm{FWHM} = \dfrac{\mathrm{FWHM_H} + \mathrm{FWHM_V}}{2} \\ \mathrm{BS}_N = 2^N, \quad N = \{0,1,2,\cdots,n\} \\ \mathrm{BS}_N \geqslant (\mathrm{FWHM} \times 1.5) \\ \mathrm{BS_{min}} = \min(\mathrm{BS}_N) \end{cases} \tag{3.14}$$

式中，$\mathrm{FWHM_H}$ 和 $\mathrm{FWHM_V}$ 分别为斑纹图像强度的归一化自协方差函数在水平方向和垂直方向的半峰全宽值；BS_N 为所有满足不等式的取值；$\mathrm{BS_{min}}$ 为所有 BS_N 取值中的最小值。

3.2.2　同质区域自动选取各向异性扩散降噪算法实现

综上，本书提出的二维超声图像同质区域自动选取各向异性扩散降噪算法流程如图 3.1 所示。

在流程图步骤 9 中，使用以下最优同质区域分块判决依据（其重要性依次降低）：

（1）分块区域内不包含非同质区域的交接边界。

（2）分块尺寸大于四叉树最小分割深度 BS_{min}，且越大越好。

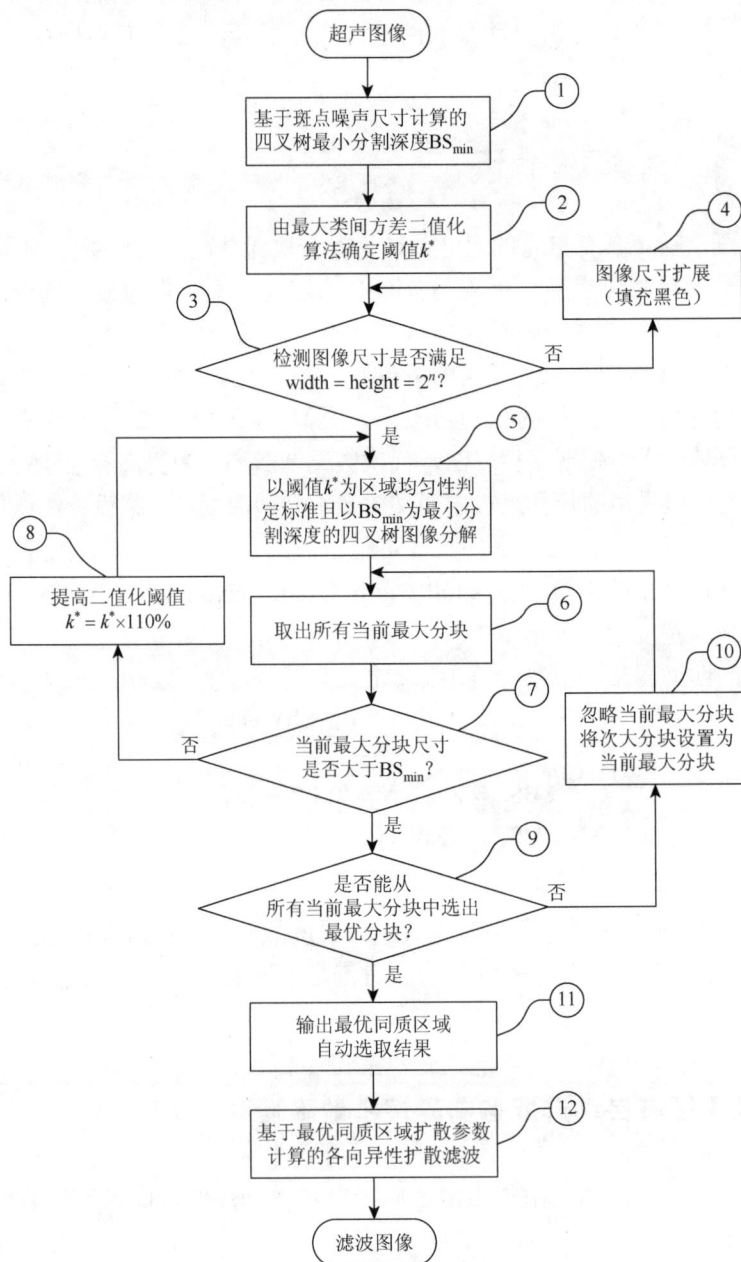

图 3.1　二维超声图像同质区域自动选取各向异性扩散降噪算法流程图

（3）所有当前最大分块均值中的最大均值 max（$mean_i$）（其中 i 为分块编号，$mean_i$ 为第 i 分块的均值）与四叉树分解阈值 k^* 满足 max（$mean_i$）$\geqslant k^*/4$，以此保证由步骤 4 人为添加的黑色区域和超声图像中接近黑色的极暗区域不会被选择成为最优同质区域。

（4）取当前最大分块组中协方差最小的 min（$covar_i$），其中 $covar_i$ 为第 i 分块的协方差），即均匀分布性最好的分块作为最优分块。

作为例子，图 3.2 给出了一例超声图像四叉树分割结果。如图 3.2（a）和（b）所示，人工设定阈值为 0.25，分块数为 1981，出现过分割；人工设定阈值为 0.62，分块数为 19，出现欠分割。自动阈值选取的四叉树分割结果如图 3.2（c）所示，自动阈值为 0.4706，分块数为 175，得到了疏密程度较为理想的分割结果。自动阈值选取并设定最小分割深度的四叉树分割结果如图 3.2（d）所示，$BS_{min} = 16$，分块数为 97。四叉树分解至分块尺寸为（16×16）像素后就不再向下细分，从而减少了分块总数，即算法迭代次数。本书同质区域最终选取结果如图 3.2（d）中标注 S 字母的白色虚线框所示。

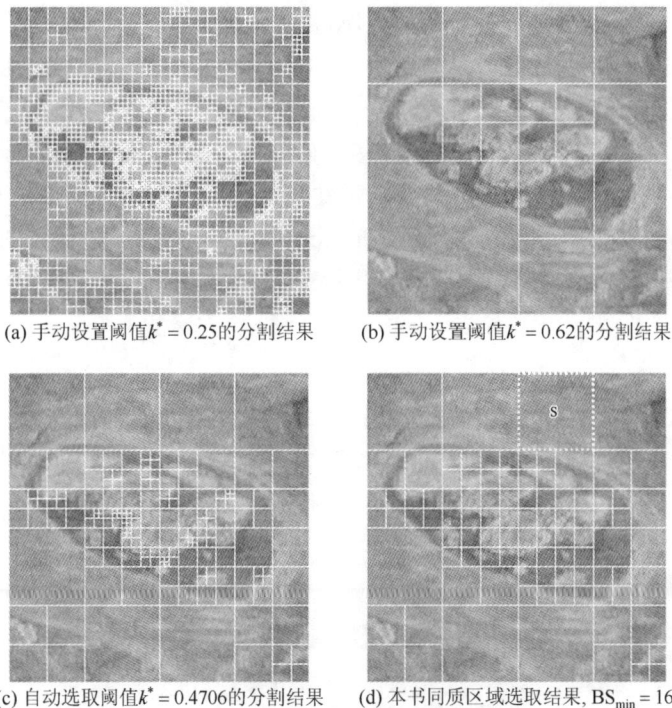

(a) 手动设置阈值 $k^* = 0.25$ 的分割结果　　　　(b) 手动设置阈值 $k^* = 0.62$ 的分割结果

(c) 自动选取阈值 $k^* = 0.4706$ 的分割结果　　　(d) 本书同质区域选取结果, $BS_{min} = 16$

图 3.2　超声图像四叉树分割结果

3.2.3　实验结果及讨论

3.2.3.1　仿真超声图像滤波实验

本书的所有实验都是在主频为 2.0GHz、内存为 32GB 的个人计算机上完成的，编程工具为 MATLAB。通过仿真图像的滤波结果，对本书方法作出定量的性能评价。为客观评价本方法的性能，将其与文献[85]的 $SRAD_{MAD}$、文献[86]的 $DPAD_{MODE}$ 两种典型的自动选取扩散参数方法进行比较。比较的参数采用图像佳数（figure-of-merit，FOM）[82]。$FOM \in [0，1]$，其值越接近 1 表明滤波方法的边缘保持性能越好。

$$FOM = \frac{1}{\max\{N_{real}, N_{ideal}\}} \sum_{i=1}^{N_{real}} \frac{1}{1 + d_i^2 \alpha} \qquad (3.15)$$

式中，N_{real} 和 N_{ideal} 为从原始图像 Y 和滤波图像 f 中通过 Canny 边缘检测算法[94]得到的理想边缘点数和实际边缘点数；d_i 为第 i 个实际边缘点与其最近的理想边缘点间的欧氏距离；α 为常数 1/9。

按文献[82]方法构建仿真超声图像，如图 3.3（a）所示为血管横截面回声反射性模型，图 3.3（b）为仿真图像，尺寸为（128×128）像素。通过调整 σ_x 和 σ_y 的取值，可以得到信噪比（signal-to-noise ratio，SNR）不同、所含斑点噪声尺寸不同的仿真图像，本书共构建如图 3.4（a）所示的①～⑤号仿真图像，其仿真参数和图像测量参数如表 3.1 所示。

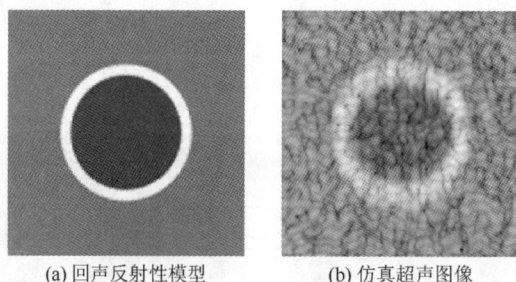

(a) 回声反射性模型　　　　(b) 仿真超声图像

图 3.3　仿真数据

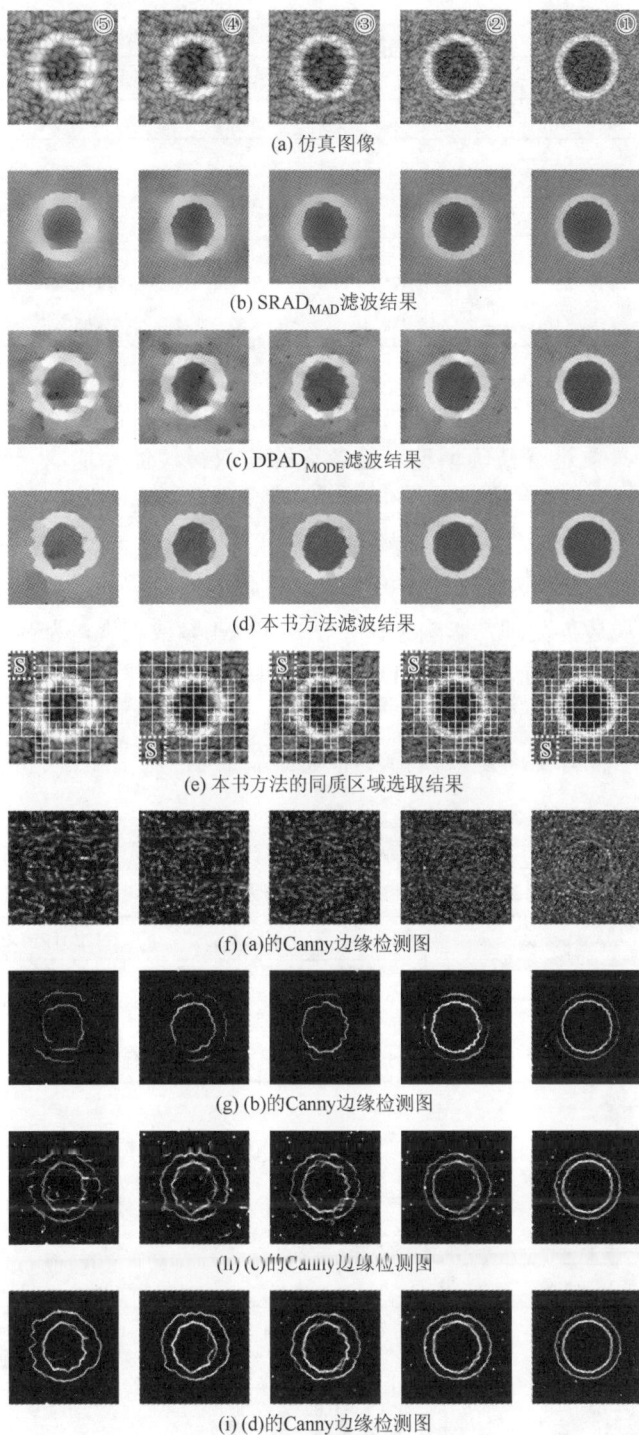

(a) 仿真图像

(b) SRAD$_{MAD}$滤波结果

(c) DPAD$_{MODE}$滤波结果

(d) 本书方法滤波结果

(e) 本书方法的同质区域选取结果

(f) (a)的Canny边缘检测图

(g) (b)的Canny边缘检测图

(h) (c)的Canny边缘检测图

(i) (d)的Canny边缘检测图

图 3.4　仿真超声图像滤波结果

表 3.1　仿真图像参数

仿真图像编号	仿真参数		仿真图像测量参数		
	σ_x	σ_y	FWHM	BS_{min}	SNR
①	1.0	0.750	4.57	8	9.59dB
②	1.5	1.125	5.71	16	8.82dB
③	2.0	1.500	6.32	16	8.22dB
④	2.5	1.875	8.07	16	7.65dB
⑤	3.0	2.250	8.52	16	6.69dB

由于三种方法使用的滤波参数各不相同，首先针对信噪比最高的图像①对各滤波方法的参数进行精确调整，使各方法均取得最优并基本一致的滤波图像 FOM 值；之后保持各方法参数不变，对图像②～⑤进行滤波处理，以客观对比各滤波方法在不同信噪比和斑点噪声尺寸情况下的滤波有效性及稳定性。

图 3.4 给出了三种方法对①～⑤号仿真图像的滤波结果。由于 DPAD$_{MODE}$ 方法没有对图像做边界处理，影响了该方法的 FOM 参数表现，为客观比较三种算法，在计算 FOM 参数前，对 DPAD$_{MODE}$ 方法降噪结果的 Canny 边缘检测图做了边界处理，消除了边界杂质点对该方法 FOM 参数的影响。

表 3.2 为三种方法的参数设置及平均运算时间，其中 N$_4$ 代表上下左右的四向连通邻域。

表 3.2　各滤波器的参数设置及平均运算时间

滤波器	迭代次数	时间步长	邻域类型	扩散参数估计方法	平均运算时间/s
SRAD$_{MAD}$	900	0.7	N$_4$	MAD	5.40608
DPAD$_{MODE}$	1200	0.6	5×5	MODE	6.47464
本书方法	500	0.35	N$_4$	最优同质区域选取	1.95802

表 3.3 为三种方法对①～⑤号仿真图像滤波结果的 FOM 参数值。

表 3.3　图像佳数

图像	①	②	③	④	⑤	平均值
仿真图像	0.189	0.189	0.183	0.180	0.168	0.182
SRAD$_{MAD}$ 图像	0.912	0.853	0.742	0.623	0.516	0.729
DPAD$_{MODE}$ 图像	0.912	0.768	0.596	0.460	0.409	0.629
本书滤波图像	0.913	0.877	0.769	0.643	0.589	0.758

从仿真超声图像的实验结果可以看出，使用本书滤波方法在噪声抑制和边缘保持方面的性能都优于 SRAD$_{MAD}$ 和 DPAD$_{MODE}$ 方法，平均图像佳数分别提高 0.029 和 0.129。同时，本书方法还极大地减少了运算时间，平均运算时间相比上述两种方法分别减少 3.44806s 和 4.51662s。在滤波参数不变的情况下，随着输入图像信噪比的降低和斑点噪声尺寸的增大，SRAD$_{MAD}$ 的降噪结果中发现血管外壁变模糊；DPAD$_{MODE}$ 的降噪结果对同质区域的均值保持性能不佳，明显改变了原始图像的对比度，且在同质区域中出现了没有滤除干净的噪声；而本书方法的降噪结果中血管内外圆环线锐利，没有出现缺失，体现了本书滤波方法的稳定性。

3.2.3.2　实际超声图像滤波实验

这里首先使用 65 例 81 个腹壁疝病灶的超声图像对 SRAD$_{MAD}$、DPAD$_{MODE}$ 和本书方法的滤波性能进行对比实验。图像由西门子 ACUSON S2000 型超声诊断仪采集。

作为例子，图 3.5 给出了一例腹壁疝病灶区超声图像滤波对比实验的结果。图 3.5（a）为人体腹壁疝超声图像，尺寸为（256×256）像素。

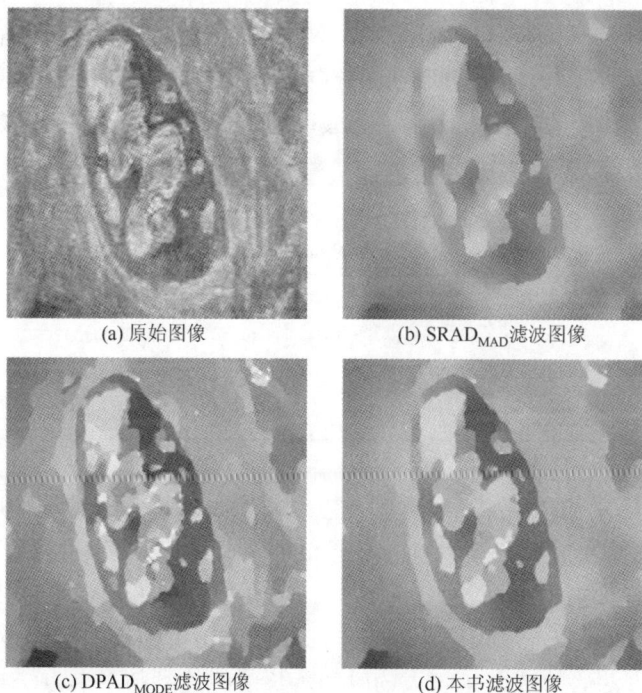

(a) 原始图像　　　　　　　　(b) SRAD$_{MAD}$ 滤波图像

(c) DPAD$_{MODE}$ 滤波图像　　　　　　(d) 本书滤波图像

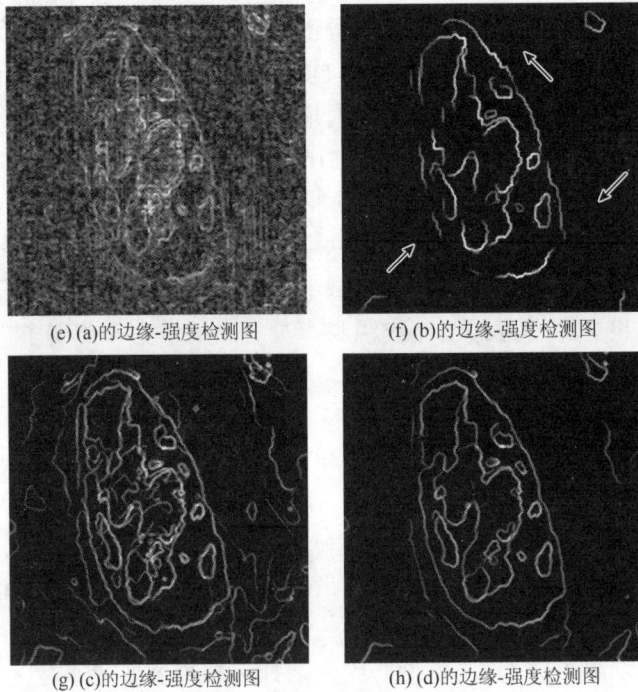

(e) (a)的边缘-强度检测图   (f) (b)的边缘-强度检测图

(g) (c)的边缘-强度检测图   (h) (d)的边缘-强度检测图

图 3.5   腹壁疝超声图像滤波结果

为客观对比三种方法的性能，对三种方法的滤波参数进行了精确调整，使各滤波结果对图像前景即椭圆形疝区的降噪程度及相应的边缘-强度检测结果达到尽量一致。表 3.4 为三种方法在该例腹壁疝图像滤波实验中的参数设置及运算时间。

表 3.4   各滤波器的参数设置及运算时间

滤波器	迭代次数	时间步长	邻域类型	扩散参数估计方法	运算时间/s
$SRAD_{MAD}$	600	0.6	N_4	MAD	8.2129
$DPAD_{MODE}$	850	0.25	5×5	MODE	12.9321
本书方法	200	0.05	N_4	最优同质区域选取	1.7949

从图 3.5 所示的结果来看，三种方法对斑点噪声均具有抑制作用。由于本书方法对扩散参数的选取方法本身计算量很小，且选取结果最接近理想值，所以本书方法所需的迭代次数较少，算法时间比其他两种方法显著减少。同时，为达到相同的同质区域平滑程度，本书方法可以使用更稳定的即较小的时间步长，而 $SRAD_{MAD}$ 方法必须选取足够大的时间步长才能达到与本书方法相近的同质区

域平滑效果，所以使该方法的滤波结果在如图 3.5（f）中箭头所示处的同质区域中出现了本不应有的块状分区。对于 DPAD$_{MODE}$ 方法滤波结果虽然在前景疝区的边缘保持和背景的同质平滑方面均取得了与本书方法接近的效果，甚至在细节保持方面还略微优于本书方法，但该方法在降低方差时没能同时兼顾对原始均值的保持，对比度较原始图像产生了较大改变，同时该方法对所选邻域尺寸具有敏感性，且所需运算时间也远大于本书方法。

其次，为检验和比较三种方法对各类医学超声图像的滤波性能是否具有普适性，本书还将三种方法应用于对乳腺肿瘤、胎儿颅骨、肢体静脉曲张病变等医学超声图像的滤波处理。作为例子，图 3.6 给出了三种方法对一组实际临床超声图像的滤波结果进行对比。图 3.6 的第一列是一幅乳腺肿瘤超声图像，代表受到高强度、大颗粒斑点噪声污染的超声图像；第二列是一幅腿部静脉血管超声图像，代表包含血管、肌肉、脂肪和筋膜组织的，具有丰富细节信息的复杂超声图像。图 3.6（a）为原始图像，其中标注 S 字母的白色虚线框代表本书方法所选取的最优同质区域。图 3.6（b）为 SRAD$_{MAD}$ 方法的滤波结果，图 3.6（c）为 DPAD$_{MODE}$ 方法的滤波结果，图 3.6（d）为本书方法的滤波结果。表 3.5 给出的是三种方法在普适性对比实验中的参数设置和平均实验结果。

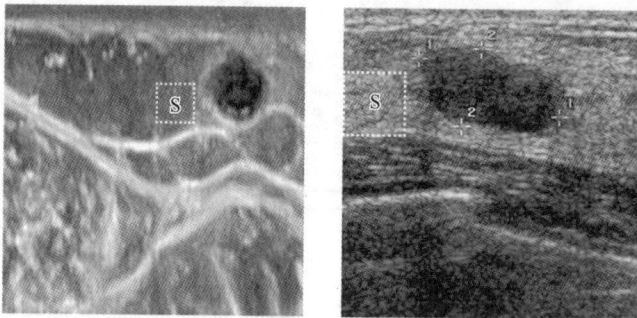

(a) 原始图像

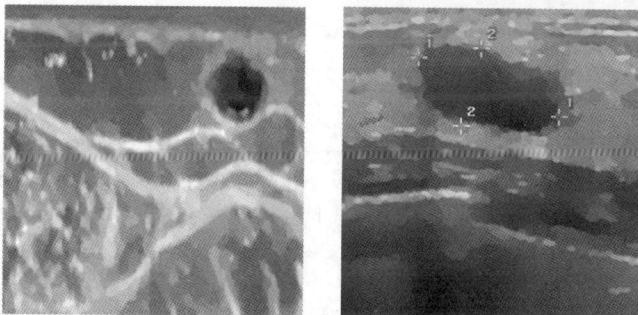

(b) SRAD$_{MAD}$滤波图像

(c) DPAD$_{MODE}$滤波图像

(d) 本书滤波图像

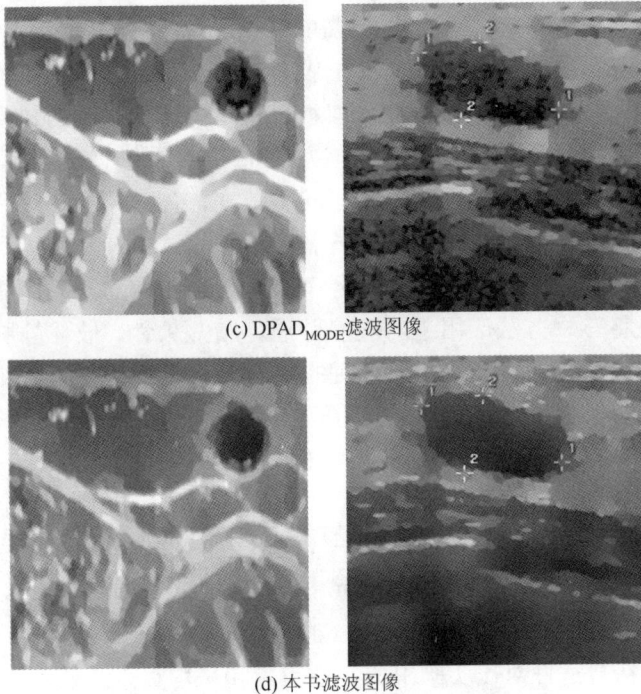

图 3.6　实际超声图像滤波结果

第一列为乳腺肿瘤超声图像及其滤波结果，第二列为静脉血管超声图像及其滤波结果

表 3.5　各滤波器的参数设置及平均运算时间

滤波器	平均迭代次数	时间步长	邻域类型	扩散参数估计方法	平均运算时间/s
SRAD$_{MAD}$	652	0.6	N$_4$	MAD	8.9157
DPAD$_{MODE}$	802	0.25	5×5	MODE	12.2176
本书方法	226	0.05	N$_4$	最优同质区域选取	2.0158

　　从图 3.6 所示的结果来看，SRAD$_{MAD}$ 和本书滤波方法对不同部位的临床超声图像均具有较好的普适性，但 SRAD$_{MAD}$ 滤波方法的结果依然会在同质区域中出现本不应有的块状分区，而且需要花费比本书方法更长的平均运算时间。对于 DPAD$_{MODE}$ 滤波方法，如图 3.6（c）所示，其滤波结果在较暗的同质区域中仍然遗留有较多的没有滤除干净的斑点噪声，不仅表明其滤波效果的普适性相对较差，也表明其细节保持性能较好的算法特性与对较暗区域斑点滤除性能之间存在一定的矛盾。同时，DPAD$_{MODE}$ 方法所需的平均运算时间也是三种方法中最长的。

3.3 三维 ABUS 图像智能斑点降噪各向异性扩散

ABUS 技术带来全新自动三维超声图像的同时,也带来了两个在二维超声图像降噪时未曾遇到的新问题:①相比二维降噪时面临的参数估计问题,有更多会影响三维降噪结果的参数需要考虑,三维降噪参数估计问题显然更为复杂和困难;②由于三维容积数据处理十分耗时,沿用二维降噪时采用的试错法估计三维降噪参数显然不现实。因为操作者在三维容积数据降噪处理完成前,根本无法得知所选三维降噪参数是否适合该三维容积数据。因此,必须针对三维降噪处理的特性开发、定制新的参数估计策略。

本节针对 ABUS 三维超声图像斑点降噪处理提出一种智能各向异性扩散算法。首先,使用改进型四叉树图像分解分析图像的纹理特征。其次,根据选取策略从分解结果中自动挑选出最优同质区域和典型异质区域。最后,提出一套全新的智能三维降噪参数选取策略,用于解决三维 SRAD 滤波器在实际降噪应用时的参数估计问题。本书将所提算法命名为智能斑点降噪各向异性扩散(intelligent speckle reducing anisotropic diffusion,ISRAD)。

3.3.1 三维 SRAD 算法原理

SRAD 对超声图像降噪处理的优异性能表现,使其成为当今最著名的超声斑点降噪算法之一。为适应三维斑点降噪的需要,学者 Sun 等又将 SRAD 进一步扩展为三维 SRAD[83]。其基本原理可以简述如下。

为得到三维 SRAD,可以通过将前述偏微分方程(3.4)、扩散系数方程(3.5)、边缘检测算子(3.6),扩展为如下的三维版本来得到:

$$\begin{cases} \dfrac{\partial f(x,y,z;t)}{\partial t} = \mathrm{div}[c(x,y,z;t)\nabla f(x,y,z;t)] \\ f(x,y,z;0) = f_0(x,y,z) \end{cases} \tag{3.16}$$

$$c(x,y,z;t) = \dfrac{1}{1 + \dfrac{[q^2(x,y,z;t) - q_0^2(t)]}{[q_0^2(t)(1 + q_0^2(t))]}} \tag{3.17}$$

$$q(x,y,z;t) = \sqrt{\dfrac{\dfrac{1}{3}(|\nabla I|/I)^2 - \dfrac{1}{36}(\nabla^2 I/I)^2}{\left[1 + \dfrac{1}{6}(\nabla^2 I/I)\right]^2}} \tag{3.18}$$

3.3.2　智能三维降噪参数估计策略

3.3.2.1　基于改进型四叉树图像分解的容积数据采样技术

如前所述，超声图像同质区域可用于准确计算 SRAD 斑点降噪算法的扩散门限；另外，超声图像异质区域中包含的图像细节信息可用于评估降噪方法的边缘保护性能。为了避免由人工选取这两个区域，本节所提算法首先使用改进型四叉树图像分解来分析图像的纹理特征，其次根据选取策略从分解结果中自动挑选出最优同质区域和典型异质区域，最后即可通过上述两个选区的特性确定降噪参数和扩散处理过程。

1）使用改进型四叉树图像分解分析图像纹理特征

四叉树图像分解是一种能够将图像细分为同质类和异质类区域的图像分析技术[88]，该技术可以揭示出图像中的结构性信息。四叉树图像分解已被广泛应用于图像处理中，以为后续处理过程定位感兴趣区域[89]。然而，传统四叉树的分解阈值需要由人工设定。

本节通过将传统四叉树算法和全局图像阈值算法进行结合，实现一种非参数化和无人监督的改进型四叉树分解算法。所提算法首先将正方形原始图像（如果原始图像不是正方形，则在图像的右侧和下侧添加黑色区域）细分为四个相等尺寸的正方形分块；其次检测每一个分块是否符合区域同质性标准，如果符合标准，分块则不再细分；如果不符合标准，则将分块再次细分为四个分块，并再次使用同质性标准对每一分块进行检测。这一过程被反复迭代执行，直至每一分块符合标准。区域同质性标准定义为

$$\max(\text{block}(x,y)) - \min(\text{block}(x,y)) \leqslant k^* \tag{3.19}$$

式中，$\max(\text{block}(x,y))$ 和 $\min(\text{block}(x,y))$ 分别为每个分块的所有像素中最大的和最小的像素亮度值，而 k^* 是由 Otsu 算法[90]自动计算出的全局图像阈值。

作为例子，图 3.7（a）显示了一个噪声图像的改进型四叉树分解结果，其中的白色线条代表各分块间的边界线。

2）自动选取最优同质区域和典型异质区域

在改进型四叉树图像分解结果中，尺寸较小的分块对应于原图像中同质性

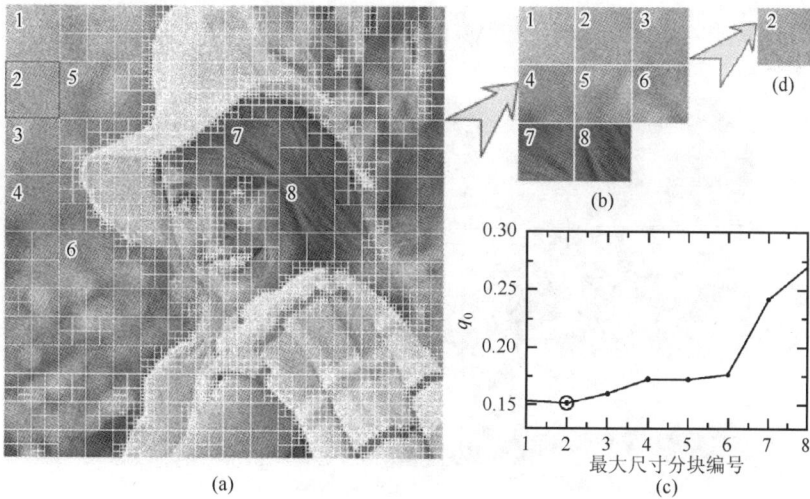

图 3.7　最优同质区域选取结果

（a）噪声图像的改进型四叉树分解结果；（b）从四叉树分解结果中挑选出的所有最大尺寸分块；（c）第 1～8 号分块的 $q_0(t)$ 值；（d）最优同质区域 R_{homo}

较低的区域；而尺寸较大的分块对应于原图像中同质性较高的区域。因此，首先从分解结果中挑选出所有最大尺寸分块，然后使用式（3.7）计算出每一分块的 $q_0(t)$ 值，最后选取具有最低 $q_0(t)$ 值的分块作为最优同质区域（记为 R_{homo}）。如图 3.7（b）所示，第 1～8 号分块是从所有分解结果中选取出的尺寸最大的 8 个分块。图 3.7（c）显示的是所有最大分块的 $q_0(t)$ 值。由式（3.7）可以发现，分块的方差越小，则其 $q_0(t)$ 值也越小。如图 3.7（d）所示，这里根据最优分块选取准测，最终选取具有最低 $q_0(t)$ 值的第 2 号分块作为最优同质区域 R_{homo}。这样的选取方法能够确保在最优同质区域以外的任何图像区域所具有的同质性都比 R_{homo} 区域低。

另外，在改进型四叉树图像分解结果中，异质性越高的图像区域所包含的四叉树分块数量也越大。因此，本节所提出的典型异质区域选取方法可以总结如下：为同时兼顾可代表性和计算效率，原始图像首先被以其 1/4 短边长作为分裂尺寸细分为一组具有相等尺寸的正方形分区，其次计算出每一分区中所包含的四叉树分块数量，最后选取包含最多四叉树分块数量的正方形分区作为典型异质区域（记为 R_{hetero}）。

如图 3.8（a）显示的是 16 个相同尺寸的正方形分区。图 3.8（b）显示的是每个正方形分区所包含的四叉树分块数量。如图 3.8（c）所示，由于包含的四叉树分块数最多，所以第 16 号正方形分区被选取作为典型异质区域 R_{hetero}。这样的选取方法能够确保在典型异质区域以外的任何图像区域所具有的异质性都

比 R_{hetero} 区域低。换言之，典型异质区域包含最多的结构性细节信息。

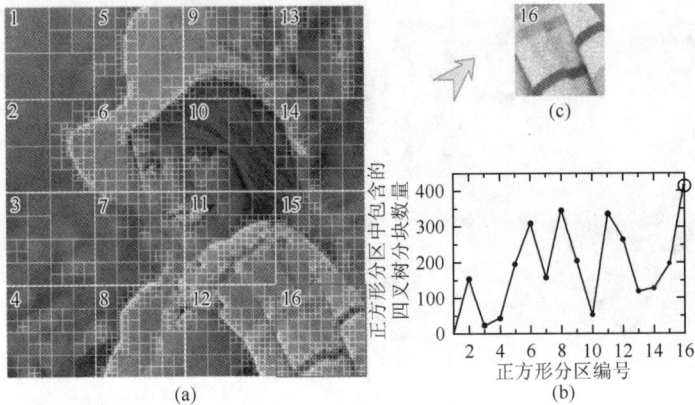

图 3.8 典型异质区域选取结果

（a）由原始图像分裂得到的 16 个正方形分区； （b）每个正方形分区所包含的四叉树分块数量；
（c）典型异质区域 R_{hetero}

3）容积数据的采样

首先，使用前述改进型四叉树图像分解算法对位于三维容积数据中心的单帧二维图像（在 xy 平面中）进行分解，以选取出最优同质区域 R_{homo} 和典型异质区域 R_{hetero}。其次，在 xz 和 yz 平面中的所有对应切片被用于将二维正方形扩展为三维立方体。由此就得到了原三维容积数据的最优同质立方体（记为 C_{homo}）和典型异质立方体（记为 C_{hetero}）。最后，使用这两个立方体作为三维容积的采样数据来执行三维降噪实验。

作为例子，图 3.9 显示的是一个三维容积数据的采样结果。在此例中，从一个包含（512×512×512）体素的原始三维容积数据集中，仅有两个较小的立方体（各包含（64×64×64）体素和（128×128×128）体素）被挑选出用于执行三维降噪实验。通过采样处理，使采样数据中包含的体素数量降低为原始三维容积数据集的 1.75%。因此，使降噪处理的计算量得到了极大降低。

3.3.2.2 三维 ISRAD 自动参数估计

1）扩散门限

ISRAD 的扩散门限 $q_0(t)$ 有效地控制着每次迭代过程中算法对图像中不同区域施加的平滑量大小[83]，所以 ISRAD 的实际应用效果直接取决于对 $q_0(t)$

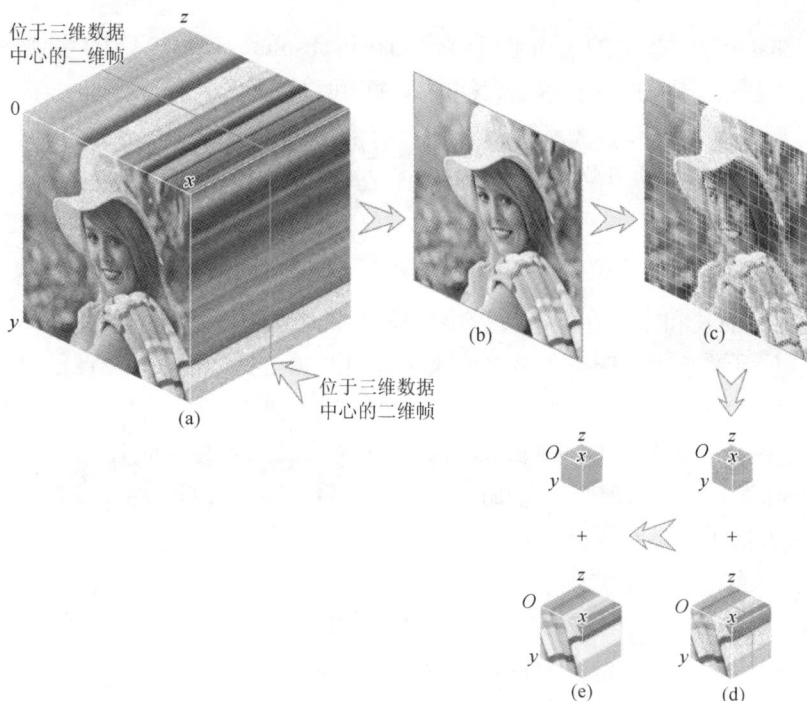

图 3.9　本节所提参数估计策略的原理示意图

(a) 原始三维容积数据（（512×512×512）体素）；　(b) 位于三维容积数据中心的单帧二维图像；
(c) 最优同质区域 R_{homo} 和典型异质区域 R_{hetero} 选取结果；　(d) 作为原始容积数据集采样结果的最优同质立方体 C_{homo} 和典型异质立方体 C_{hetero}；　(e) 采样数据的三维降噪实验结果

估算的准确性，错误的估值将导致扩散过程对图像细节和边缘的模糊化。既然最优同质区域 R_{homo} 已由前述改进型四叉树分解算法自动选出，那么扩散门限 $q_0(t)$ 值即可由式（3.7）准确计算得到。ISRAD 扩散门限可由式（3.20）计算得到

$$q_0(t) = \frac{\sqrt{\mathrm{var}(R_{homo})}}{\overline{R_{homo}}} \tag{3.20}$$

式中，$\mathrm{var}(R_{homo})$ 和 $\overline{R_{homo}}$ 分别为最优同质区域 R_{homo} 的方差和均值。

2）迭代循环次数

另一个直接影响 ISRAD 降噪效果的因素是迭代循环次数。通常，扩散过程可以通过人工设置一个迭代次数数值来终止迭代循环过程。然而，在实际应用过程中，不同的图像可能会需要不同的迭代循环次数才能达到较好的降噪效果[95]。因此，设定一个收敛标准来终止迭代循环过程往往是较好的选择。文献[95]～[97]

中采用 Zhang 等[96]提出的平均绝对误差（mean absolute error，MAE）准则来自动终止扩散过程。相邻两次扩散迭代间的 MAE 可以写为

$$MAE(I^t) = \frac{1}{M \times N} \times \sum_{i,j=1}^{M,N} \sqrt{(I_{i,j}^t - I_{i,j}^{t-1})^2} \qquad (3.21)$$

式中，$I_{i,j}^t$ 和 $I_{i,j}^{t-1}$ 分别为位置为(i, j)的像素在 t 和 $t-1$ 时刻的扩散结果灰度值，M 和 N 为图像的长和宽。在扩散过程中，MAE 的值随迭代次数呈指数形式衰减。当 MAE 值足够小时，表明在两次扩散迭代间图像已变化不大，图像已经足够平滑，则此时应该终止扩散。然而，采用 MAE 方法实现扩散迭代自动终止的同时，又带来了两个新问题：①MAE 的取值缺乏明确的物理意义，操作者很难进行 MAE 收敛值的设定和调整；②ISRAD 算法本身不需要计算 MAE 参数，所以采用 MAE 方法需要耗费额外的运算时间。

众所周知，噪声图像同质区域的方差在经过扩散处理后将有所减小。基于观察结果，图像同质区域的方差随迭代次数的增加呈指数形式下降。因此，ISRAD 可以通过设定一个与同质区域方差相关的收敛标准来自动终止迭代过程。本节通过定义相邻的两次迭代间同质区域方差的绝对差值（absolute error of variance，AEV）来实现上述功能。这里 AEV 定义为

$$AEV(R_{homo}(t)) = \sqrt{[var(R_{homo}^t) - var(R_{homo}^{t-1})]^2} \qquad (3.22)$$

式中，$var(R_{homo}^t)$ 和 $var(R_{homo}^{t-1})$ 分别为同质区域 R_{homo} 在 t 和 $t-1$ 时刻的方差，而收敛标准设定为当 AEV≤0.00001 时自动终止迭代循环。

3）时间步长

在 ISRAD 的每次迭代过程中，图像的更新量大小由迭代时间步长的取值决定。为实现相同的降噪总量，时间步长越大，则所需的迭代次数就越小，相应的运算处理时间也就越短。然而，较大的时间步长可能会影响扩散方程的求解精度；过大的时间步长还可能会破坏离散化的稳定性。选择一个合适的时间步长对于三维 ISRAD 至关重要，因为一个合适的时间步长能够有效地减少运算处理时间。

通常，时间步长 Δt 总是依据经验设置为 0.05[82, 83]。同时，为了满足离散化的稳定性要求应使时间步长 $\Delta t \leq 1/(2D)$，其中 D 代表所处理图像的维数[96]。因此，时间步长的取值范围应分别限制为：当进行二维斑点降噪处理时，0.05≤Δt≤0.25；当进行三维斑点降噪处理时，0.05≤Δt≤0.17。

当增大时间步长取值后，如果离散化过程仍能保持稳定，那么滤波器应该满足以下两条特性：①在实现相同的降噪总量情况下，随着时间步长的逐渐增大，所需的迭代循环次数应该逐渐减小。如果所需迭代循环次数不降反增，则表明离散化的稳定性已被破坏。②分别使用不同的时间步长对同一图像进行降噪处理，所得的结果在实质上应该是相同的。如果在各降噪结果间出现了显著的区别，那就表明离散化的稳定性已被破坏。

因为典型异质区域 R_{hetero} 已由前述改进型四叉树分解算法自动选出，那么就可以使用典型异质区域 R_{hetero} 来判断测试图像和参考图像之间的区别。首先，将使用 $\Delta t = 0.05$ 时所得降噪图像的 R_{hetero} 区域设定为参考图像（记为 $R_{\text{hetero}}^{\Delta t=0.05}$）。将时间步长的取值测试范围设置为二维，$\Delta t \in [0.10，0.15，0.20，0.25]$；三维，$\Delta t \in [0.10，0.15，0.20]$。顺序使用 Δt 的每个取值作为时间步长进行降噪处理，依次将所得各降噪图像的 R_{hetero} 区域设定为测试图像（记为 $R_{\text{hetero}}^{\text{test}\Delta t}$）。使用结构相似度（structure similarity，SSIM）[98]来判断测试图像 $R_{\text{hetero}}^{\text{test}\Delta t}$ 和参考图像 $R_{\text{hetero}}^{\Delta t=0.05}$ 之间的区别。这一过程被反复执行，直至 SSIM＜0.85，此时表示测试图像和参考图像间已具有显著区别。最终，能够满足不等式 SSIM≥0.85，且取值最大的 Δt 为本节方法自动选取的时间步长。

SSIM 基于人眼视觉系统对场景结构信息的反映，能够衡量两幅图像间的平均结构相似程度。其定义如下：

$$\text{SSIM}(I,J) = [l(I,J)]^{\alpha} \times [c(I,J)]^{\beta} \times [s(I,J)]^{\gamma} \tag{3.23}$$

式中，I、J 分别为待比较的两幅图像；$l(\cdot)$、$c(\cdot)$ 和 $s(\cdot)$ 分别为亮度、对比度和结构的比较函数。所有的参数都是根据文献[98]的方法设置的，SSIM 介于 0 和 1 之间，越接近于 1 表明两幅图像越相似。

3.3.2.3　针对操作者的直观反馈

1）方差减小率

虽然 AEV 方法相比 MAE 方法具有更明确的物理意义，但是操作者对 AEV 收敛值的设定和调整仍然不太容易。因此，定义方差减小率（variance reduction ratio，VRR）来表示同质区域 R_{homo} 在降噪处理前后的方差变化率。参数 VRR 定义如下：

$$\text{VRR} = \text{var}(R_{\text{homo}}^{\text{filtered}}) / \text{var}(R_{\text{homo}}^{\text{original}}) \times 100\% \tag{3.24}$$

式中，$\mathrm{var}(R_{\mathrm{homo}}^{\mathrm{filtered}})$ 和 $\mathrm{var}(R_{\mathrm{homo}}^{\mathrm{original}})$ 分别为降噪图像和原始图像 R_{homo} 区域的方差。VRR 为操作者提供了一个直观的反馈，有助于参数的再调整。

2）原始立方体与降噪立方体间降噪效果的直观比较

当完成对最优同质立方体 C_{homo} 和典型异质立方体 C_{hetero} 的三维降噪实验后，就可以对原始立方体与降噪立方体间的降噪效果进行直观的比较评估。如果评估结果较差，可以使用新的降噪参数再次对原始立方体进行三维降噪实验。如图 3.9（d）和（e）所示，立方体 C_{homo} 和 C_{hetero} 的降噪结果可以作为整个三维容积数据三维降噪过程的预显示。这样的预显示机制，能够以最小的运算代价使操作者提前感知三维降噪过程的未来状况，从而对三维滤波器做出超前控制。

3.3.3　三维 ISRAD 算法实现

三维 ISRAD 的执行过程可归纳如下。

步骤 1：容积数据采样。

（1）从三维容积数据中心位置取出二维图像帧。

（2）使用改进型四叉树分解分析二维图像帧的纹理特征。

（3）自动选取最优同质立方体 C_{homo} 和典型异质立方体 C_{hetero}。

步骤 2：对采样数据执行三维降噪实验以对降噪参数进行估计。

（1）使用最优同质区域 R_{homo} 通过式（3.20）计算扩散门限 $q_0(t)$。

（2）对立方体 C_{homo} 和 C_{hetero} 执行三维降噪实验，使用式（3.22）计算 AEV 值并使用 AEV≤0.00001 作为收敛标准。

（3）反复使用式（3.23）检测典型异质区域 R_{hetero}，直至 SSIM＜0.85，将能够满足不等式 SSIM≥0.85，且取值最大的 Δt 设定为时间步长。

（4）使用式（3.24）计算 VRR 值以为操作者提供一个直观的反馈。

（5）判断是否需要对 VRR 值进行人工调整。

步骤 3：正式的各向异性扩散处理。

（1）使用步骤 2 中确定的时间步长。

（2）使用最优同质区域 R_{homo} 通过式（3.20）计算扩散门限 $q_0(t)$。

（3）通过式（3.16）执行扩散处理。

（4）使用式（3.24）计算相邻的两次迭代间同质区域 R_{homo} 的 VRR 值，如果 VRR 值已经小于步骤 2 中所设定的初始值，则终止扩散过程；否则返回步骤 3（2），继续运行。

3.3.4 实验结果及讨论

这里采用仿真和实际三维超声图像对本书提出的三维 ISRAD 方法进行测试。对比测试方法选择三维各向异性扩散（3-D anisotropic diffusion，3-D AD）[78]、三维细节保持各向异性扩散（3-D detail preserving anisotropic diffusion，3-D DPAD）[84]、二维斑点降噪各向异性扩散（2-D speckle-reducing anisotropic diffusion，2-D SRAD，对三维数据中的每一帧二维图像分别执行一次 2-D SRAD）[82]、三维斑点降噪各向异性扩散（3-D speckle-reducing anisotropic diffusion，3-D SRAD）[83]。

3.3.4.1 仿真三维超声图像实验

为定量评估各对比算法的性能，首先采用仿真三维超声图像进行降噪实验。空间相关的斑点噪声是由一个复高斯随机场经过低通滤波并取滤波输出的幅度得到[82]。

为客观比较各算法的有效性，采用以下四个参数对图像的处理结果进行量化：信噪比（SNR）[99]、均方误差（mean square error，MSE）[96]、图像佳数（FOM）[82]和结构相似度（SSIM）[98]。FOM 和 SSIM 已分别在 3.2.3.1 节和 3.3.2.2 节中进行过描述，这里不再重复。SNR 定义为

$$\text{SNR} = 10\lg\left(\frac{\sigma_J^2}{\sigma_{J\text{-}J^*}^2}\right) \tag{3.25}$$

式中，σ_J^2 和 $\sigma_{J\text{-}J^*}^2$ 分别为理想图像和滤波后图像的方差。SNR 的单位为 dB，反映信号与噪声的比值，SNR 值越大表明图像去噪效果越好。

MSE 用于表征滤波器的实际降噪效果：

$$\text{MSE} = \frac{1}{M \times N}\sum_{i=1}^{M}\sum_{j=1}^{N}[J^*(i,j) - J(i,j)]^2 \tag{3.26}$$

式中，$J^*(I,j)$ 和 $J(I,j)$ 分别为滤波后的图像和理想图像，M、N 分别为图像的横向、纵向像素数。MSE 越小说明降噪效果越好。

这里首先将五种对比算法应用于一个仿真三维超声图像。为此，创建了一个由 512 帧二维切片构成的三维超声图像，用来模拟由 ABUS 系统通过一次扫描周期获得的超声数据。图 3.10（a）是仿真参考图像的横截面分布，其中包含一系列的精细结构。图 3.10（b）是 SNR 为 16.35dB 的仿真斑点噪声图像。图 3.10（c）是仿真三维超声图像的三维可视化结果。为了模仿在 z 轴方向的变化，在第 211～

301 号切片间添加了旋转运动。为方便视觉对比，从整个仿真三维容积数据中选取了一个感兴趣容积（volume of interest，VOI）。

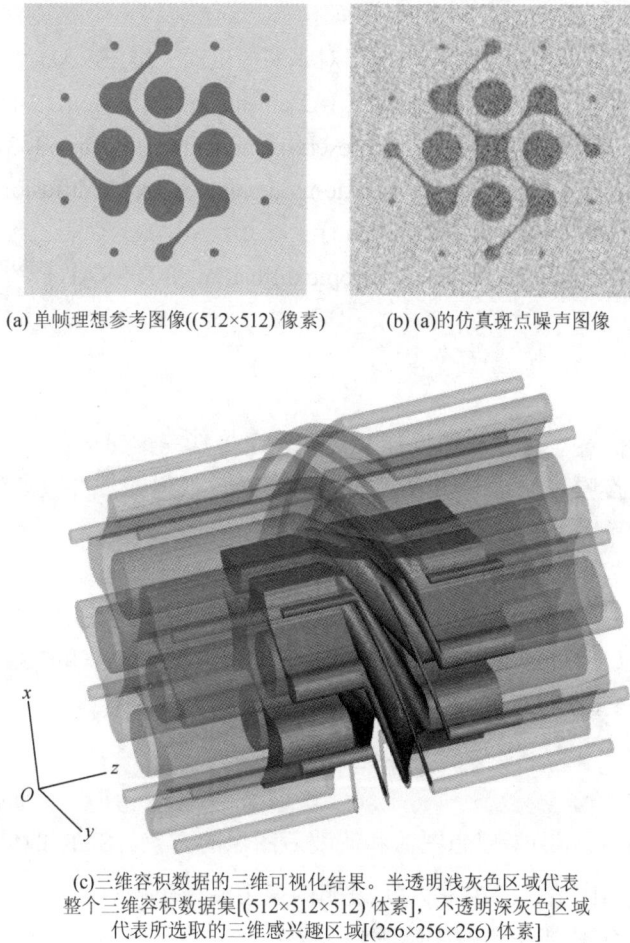

(a) 单帧理想参考图像((512×512) 像素)　　　(b) (a)的仿真斑点噪声图像

(c)三维容积数据的三维可视化结果。半透明浅灰色区域代表
整个三维容积数据集[(512×512×512) 体素]，不透明深灰色区域
代表所选取的三维感兴趣区域[(256×256×256) 体素]

图 3.10　仿真三维超声图像

这里，为各滤波器设置如表 3.6 所示的各项参数。图 3.11 为分别经由三维 AD、三维 DPAD、二维 SRAD、三维 SRAD 和三维 ISRAD 滤波处理后的结果。

表 3.6　仿真三维超声图像降噪实验中各滤波器的参数设置和运算时间

滤波器	迭代次数	时间步长（Δt）	邻域类型	扩散门限	备注	运算时间/s
三维 AD	160	0.14	N_{27}	5.45	所有参数均通过试错法进行选择	15431
三维 DPAD	180z	0.90	N_{27}	由 MAD 方法估计	迭代次数和 Δt 由试错法进行选择	16585

续表

滤波器	迭代次数	时间步长（Δt）	邻域类型	扩散门限	备注	运算时间/s
二维 SRAD	352	0.05	N_4	由 MAD 方法估计	迭代次数由 MAE 转换得到，Δt 为经验值	8294
三维 SRAD	352	0.05	N_6	由 MAD 方法估计	直接沿用二维滤波器参数（迭代次数和 Δt）	7831
三维 ISRAD	137	0.20	N_6	通过 R_{homo} 准确计算	迭代次数和 Δt 由本书方法自动选择	2806

注：N_4 代表由四向邻域计算瞬时变化系数（三维时为 N_6）；N_{27} 代表由 $3\times3\times3$ 共 27 个相邻体素点计算瞬时变化系数。

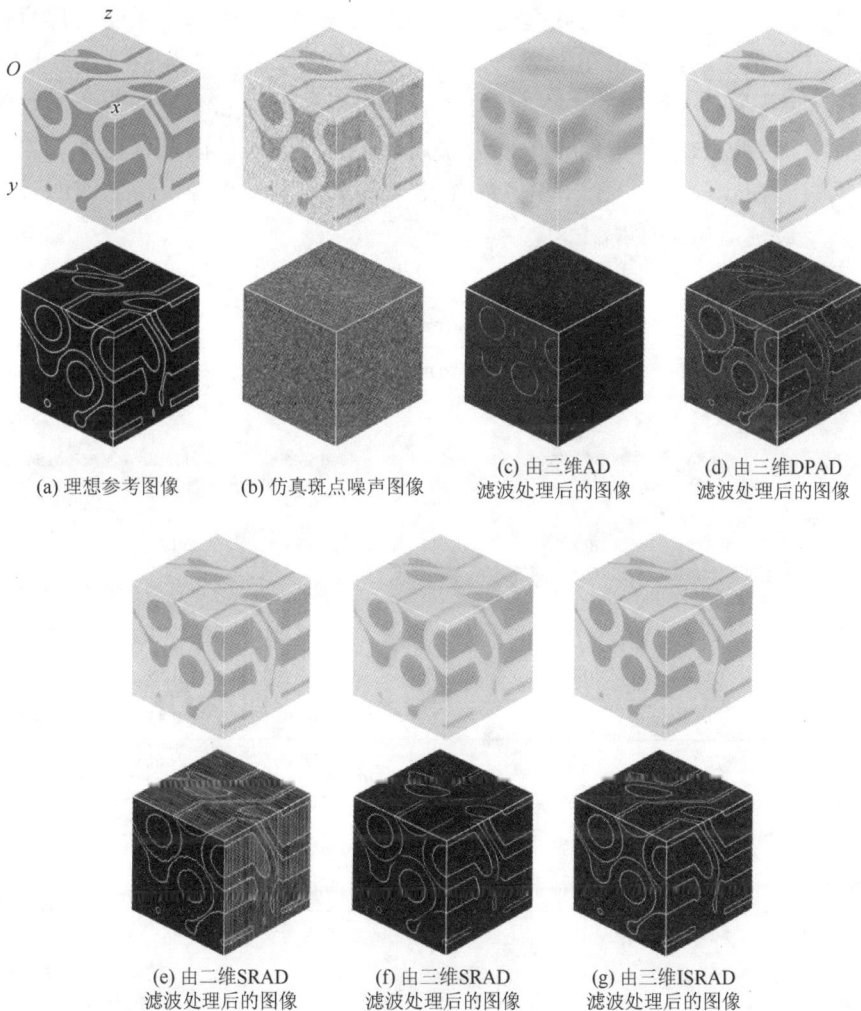

(a) 理想参考图像　　(b) 仿真斑点噪声图像　　(c) 由三维AD滤波处理后的图像　　(d) 由三维DPAD滤波处理后的图像

(e) 由二维SRAD滤波处理后的图像　　(f) 由三维SRAD滤波处理后的图像　　(g) 由三维ISRAD滤波处理后的图像

图 3.11　不同滤波方法对仿真三维超声数据的去噪结果对比

第一行为正常灰度图像，第二行为对应于上方灰度图像的边缘-强度检测图像

表 3.7 为五种各向异性扩散降噪算法的各项评价参数的测算结果。定量比较表明,三维 ISRAD 算法在所有评价参数和 VOI 的所有三个正交平面都表现出优于其他四种对比算法的降噪性能。三维 ISRAD 能有效降低散斑噪声,同时保持图像的结构信息和细节。图 3.11 (c) 为标准三维 AD 算法的滤波结果。正如人们所料,该算法不能有效滤除乘性噪声。在去噪处理过程中,标准三维 AD 算法同时使对象边界和精细结构变得模糊不清。如图 3.11 (d) 所示,三维 DPAD 滤波器具有良好的去噪恢复效果,但在低回声区残留未能滤除的噪声。如图 3.11 (e) 所示,二维 SRAD 在 xy 平面取得了比三维 DPAD 更好的去噪结果。然而,由于三维斑点去噪是通过对三维数据的每一帧 xy 平面切片执行二维斑点去噪实现的,所以在 xz 和 yz 平面没有去噪效果,二维 SRAD 甚至在 xz 和 yz 平面引入了伪影。如图 3.11 (f) 所示,直接沿用二维滤波器的参数设置来进行三维 SRAD 去噪,结果中出现了过度平滑现象,扩散过程已使对象边缘变得模糊。在实验中,三维 ISRAD 给出了噪声消除和边缘保持之间的最佳平衡,以及最优质量的轮廓线。

表 3.7 各滤波方法的性能表现对比

评价参数	噪声图像	三维 AD	三维 DPAD	二维 SRAD	三维 SRAD	三维 ISRAD
SNR_{xy}	18.63	20.03	19.72	23.61	23.25	**23.71**
MSE_{xy}	498.86	361.55	388.26	158.69	171.88	**154.93**
FOM_{xy}	0.22	0.39	0.69	0.74	0.71	**0.76**
$SSIM_{xy}$	0.23	0.82	0.74	0.88	0.85	**0.91**
SNR_{xz}	19.01	17.74	21.39	22.84	21.45	**23.14**
MSE_{xz}	498.59	667.36	288.55	206.69	284.14	**192.76**
FOM_{xz}	0.21	0.22	0.68	0.54	0.55	**0.74**
$SSIM_{xz}$	0.19	0.80	0.76	0.69	0.83	**0.92**
SNR_{yz}	17.91	18.39	21.38	22.05	21.28	**22.51**
MSE_{yz}	532.96	475.89	239.52	205.47	245.32	**184.68**
FOM_{yz}	0.24	0.17	0.64	0.48	0.67	**0.75**
$SSIM_{yz}$	0.20	0.79	0.76	0.63	0.82	**0.89**

注:表中各评价参数的最优值以粗体进行了标注。脚注 xy、xz 和 yz 分别代表 xy、xz 和 yz 平面。

所有实验都是在主频为 2.0GHz、内存为 32GB 的个人计算机上完成的,编程工具为 MATLAB7.12。对于 (512×512×512) 体素的灰度图像,三维 AD、三维 DPAD、二维 SRAD、三维 SRAD 和三维 ISRAD 的运算处理时间分别为

15431s、16585s、8294s、7831s 和 2806s。显然，本书提出的三维 ISRAD 算法所需的运算时间比其余算法短。

　　这里，改变仿真参数以获得五组具有不同 SNR 值的仿真三维超声图像。然后，将上述实验重复五次，用于比较各滤波方法在不同噪声强度下的斑点降噪性能，其结果如图 3.12 所示。

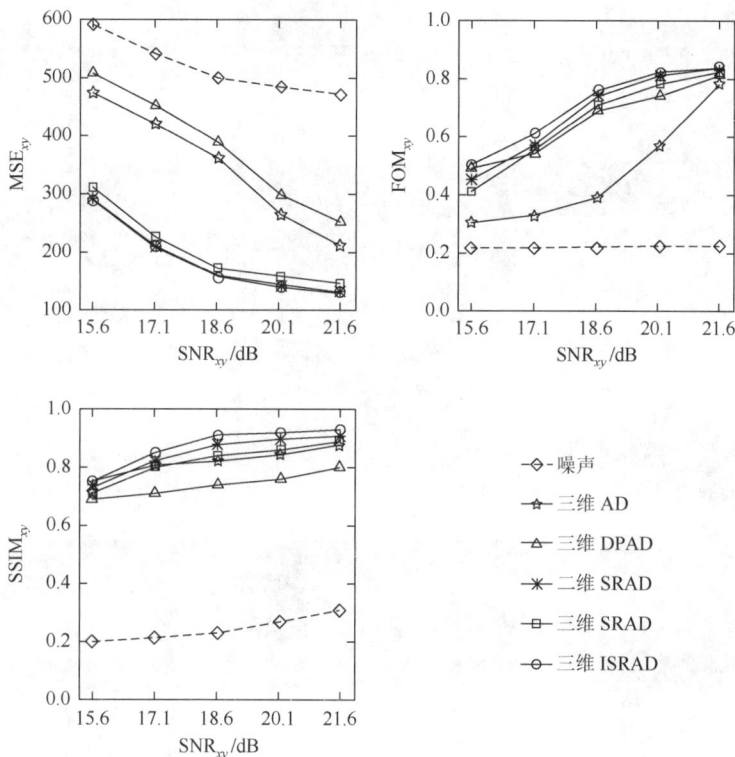

图 3.12　五种滤波方法在不同信噪比情况下的性能评价参数对比

　　从图 3.12 中可以看出，在几乎每一个噪声强度下，三维 ISRAD 的各项定量评价参数（MSE、FOM 和 SSIM）都优于其他滤波方法，证明了三维 ISRAD 的优越性。

3.3.4.2　实际三维超声图像实验

　　为了进一步验证所提降噪方法的性能，这里使用了两个实际三维超声图像进行降噪实验。本研究中处理的所有三维超声图像均由 ACUSON S2000 ABUS

系统（西门子 Medical Solutions，Mountain View，CA，USA），使用 11MHz 14L5BV
线性传感器（西门子 Medical Solutions）进行采集。

　　一例下肢静脉曲张原始容积数据和滤波后容积数据如图 3.13 所示。原始容积
数据尺寸为（736×481×318）体素，相应的空间分辨率为 0.2079mm×0.0520mm×
0.5252mm。

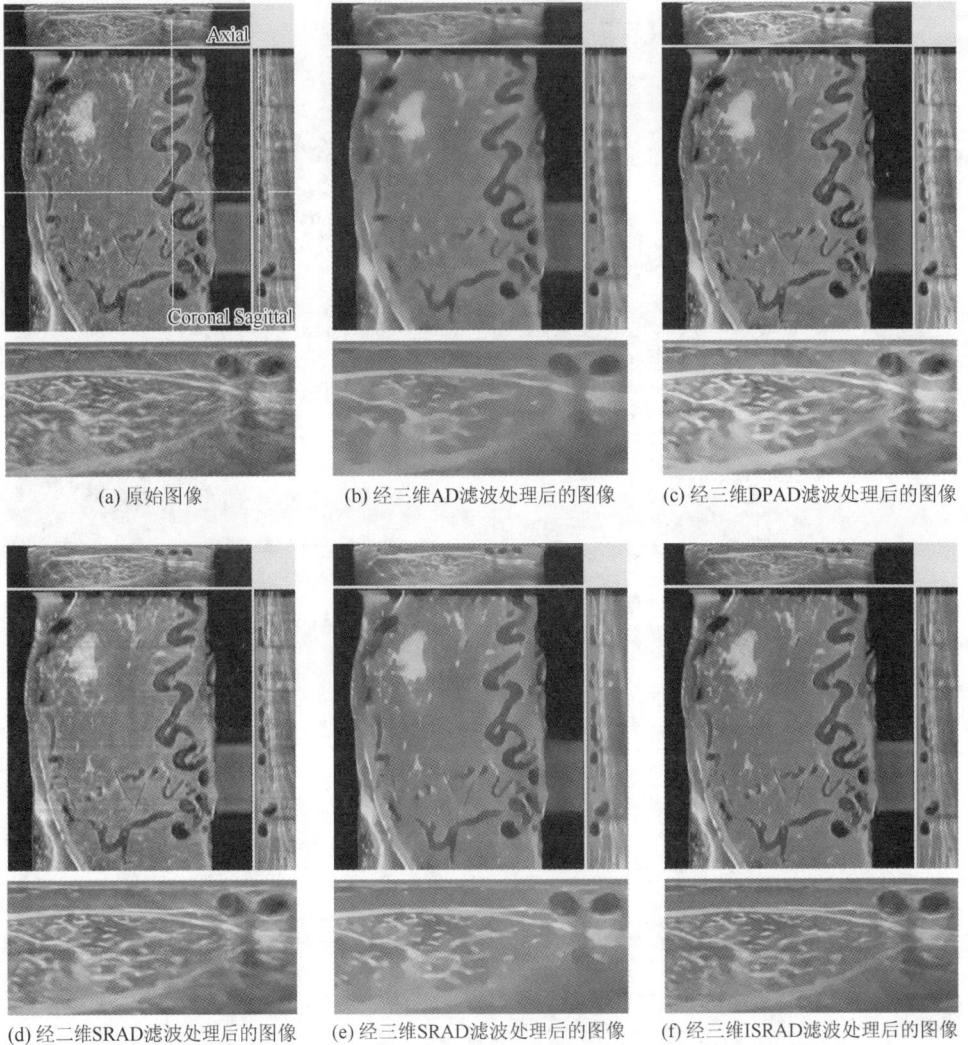

(a) 原始图像　　　　　　　　(b) 经三维AD滤波处理后的图像　　　　　(c) 经三维DPAD滤波处理后的图像

(d) 经二维SRAD滤波处理后的图像　　　(e) 经三维SRAD滤波处理后的图像　　　(f) 经三维ISRAD滤波处理后的图像

图 3.13　一例下肢静脉曲张 ABUS 容积数据集的降噪结果对比

上：三个正交平面视图（Axial 代表横断面，Sagittal 代表矢状面，Coronal 代表冠状面）；
下：放大后的局部横断面视图

为更清楚地显示它们之间的差别,将位于原始图像横断面的第 405 列作为采样线,如图 3.14(a)中白色垂直线所示,并将该采样线从上到下各像素的灰度分布图对比显示于图 3.14(b)~(g)中。

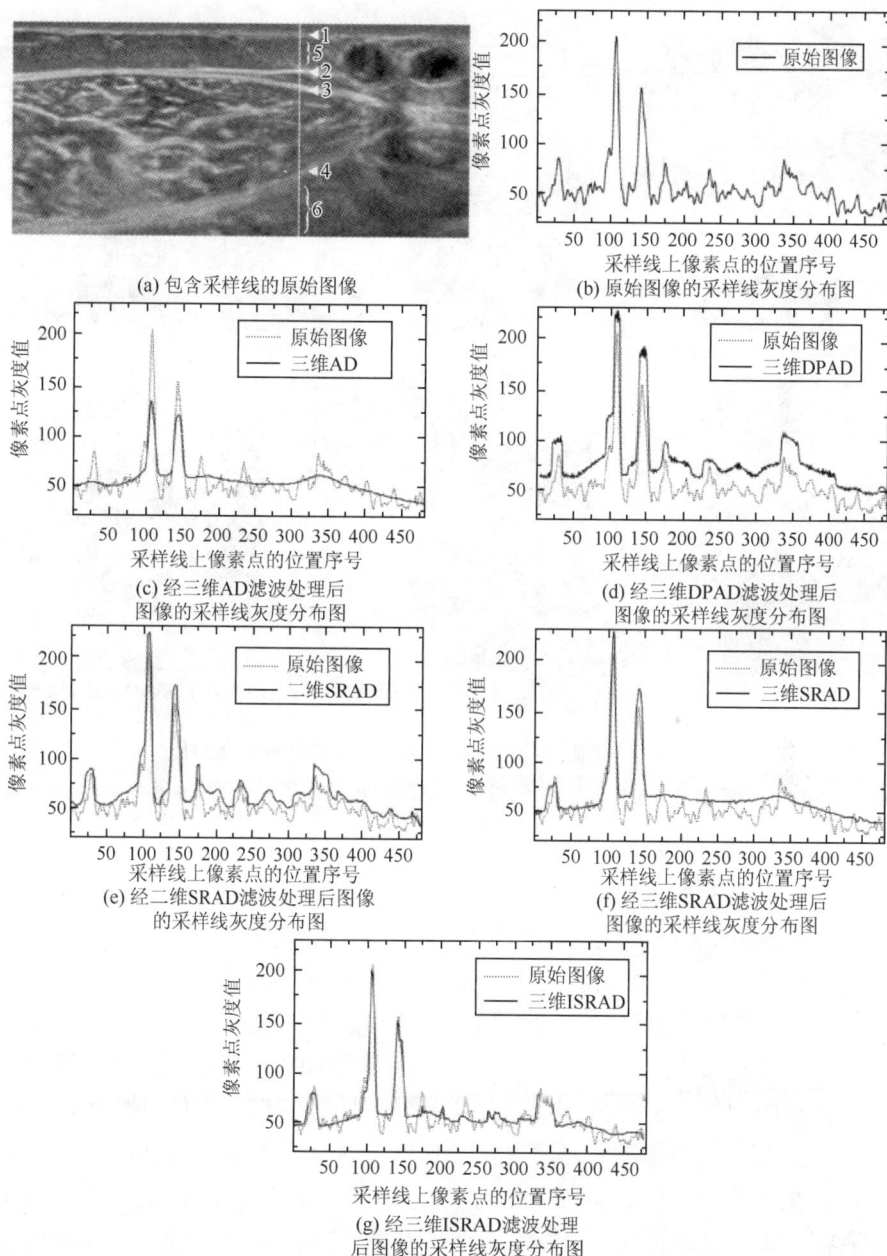

(a) 包含采样线的原始图像

(b) 原始图像的采样线灰度分布图

(c) 经三维AD滤波处理后
图像的采样线灰度分布图

(d) 经三维DPAD滤波处理后
图像的采样线灰度分布图

(e) 经二维SRAD滤波处理后图像
的采样线灰度分布图

(f) 经三维SRAD滤波处理后
图像的采样线灰度分布图

(g) 经三维ISRAD滤波处理
后图像的采样线灰度分布图

图 3.14 采样线灰度分布图对比

　　图 3.15 为一例腹壁疝感兴趣容积（VOI）数据集的降噪结果。VOI 的容积数据尺寸为（345×565×140）体素，相应的空间分辨率为 0.2131mm×0.0708mm×0.5252mm。

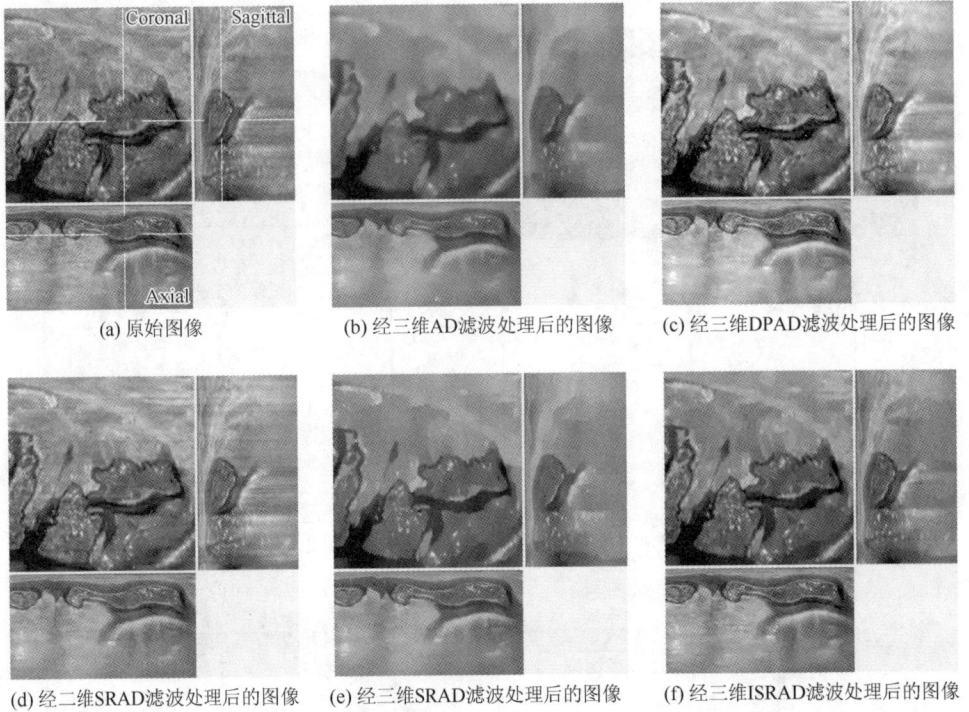

(a) 原始图像　　　　　　(b) 经三维AD滤波处理后的图像　　　　(c) 经三维DPAD滤波处理后的图像

(d) 经二维SRAD滤波处理后的图像　　(e) 经三维SRAD滤波处理后的图像　　(f) 经三维ISRAD滤波处理后的图像

图 3.15　一例腹壁疝感兴趣容积数据集的降噪结果对比

每组数据的中部、右侧和下侧分别对应于三正交平面的冠状面（Coronal）、矢状面（Sagittal）和横断面（Axial）

　　从图 3.13～图 3.15 可以看出，三维 ISRAD 有效地保留了图像边缘和细小结构（如图 3.14 中的 1、2、3、4 号区域），同时有效地抑制了背景中的斑点噪声（如图 3.14 中的 5、6 号区域）。其最佳的斑点降噪性能，使三维 ISRAD 在各平面图像对比度增强和精细结构可视性改善方面优胜于其他四个现有的滤波器。三维 AD 滤波结果中显示出严重的过平滑。三维 DPAD 滤波器给出了较为清晰但呈锯齿状的图像边缘，虽然显示出了其较好的细节保留性能。然而，该扩散过程显著改变了原始图像的对比度，且低回声区仍然留有未能滤除的噪声。二维 SRAD 拓宽了位于横断面较亮区域的边界（如图 3.14 中的 1、2、3、4 号区域），并在冠状面和矢状面引入了伪影。三维 SRAD 导致了轻微的模糊并显示出较低的对比度。

3.4 本 章 小 结

各向异性扩散（AD）类滤波算法被广泛应用于超声图像去噪。其中，应用最广泛的是斑点降噪各向异性扩散（SRAD）。该方法利用瞬时变化系数（ICOV），将空间自适应滤波和各向异性扩散技术的优点进行了结合。SRAD 克服了传统空间滤波方法在降噪的同时模糊对象边界和抑制图像细节的主要缺陷。它可以同时消除噪声和保持甚至增强图像边缘。此外，与常规的 AD 算法相比，SRAD 更适合滤除乘性斑点噪声。

然而，SRAD 的降噪性能对两个参数的选择具有高度敏感性：扩散阈值和迭代次数。对这两个参数的选择将显著地影响扩散结果。对于二维超声图像降噪，满意的降噪和边缘保持通常需要人工干预，即采用试错法在扩散处理前由操作者给出初始参数，之后以此参数进行扩散处理，扩散处理结束后再对滤波效果进行评估。如果滤波效果不佳，则新设定一组参数重复该过程。这样的机制，对不同的图像显然缺乏灵活性。同时，操作者的努力在这样的试错法过程中是显而易见的。此外，二维降噪运算时间很短，而三维降噪运算时间往往是二维降噪用时的数百倍。那么，沿用二维降噪时所采用的试错法来估计三维降噪参数显然不现实。因为操作者在三维降噪处理完成前，根本无法得知所选三维降噪参数是否适合该三维容积数据，因此极大地限制了 SRAD 在三维降噪实践中的实用性。

本章在提出针对二维 ABUS 图像斑点降噪算法的基础上，又提出了一种新型的三维滤波器，用以对 ABUS 系统的三维超声图像进行斑点降噪和细节保持。包括以下三个步骤：首先，使用改进型四叉树分解算法分析图像的纹理结构特征；然后，从分解结果中挑选出最优同质和典型异质区域；最后，扩散参数和扩散过程由这两个所选区域的属性进行自动确定。由于三维 ISRAD 可以自适应地调整迭代时间步长，计算时间有效减少。使用仿真和实际三维超声图像进行降噪实验结果表明：三维 ISRAD 方法优于现有四个各向异性类滤波器（三维 AD、三维 DPAD、二维 SRAD 和三维 SRAD），三维 ISRAD 实现了噪声抑制和细节保持间的最佳平衡，为后续章节对切口疝补片的自动检测和评估工作提供了快速而有效的斑点降噪算法保障。

本章针对三维 SRAD 的参数估计困难和运算处理较为耗时的问题，提出了三维 ISRAD 算法，通过仿真和实际三维超声图像降噪实验证明了该算法在实用性和运算效率方面的优越性。

4　基于 ABUS 图像的切口疝轻量型植入补片检测与评估算法

针对人工分析 ABUS 乳腺扫描图像时的低效问题，已有多位学者提出不同的计算机辅助诊断（CAD）系统，用于辅助超声医师更精确和更有效地对乳腺病灶进行检测与诊断。当前，面向 ABUS 技术的 CAD 系统研发已逐渐成为 ABUS 乳腺诊断领域的一大研究热点。

虽然前述章节已通过离体和在体实验证明了本书所提出的基于 ABUS 技术的切口疝补片检测方法的有效性，但该补片检测方法在实际应用过程中也同样面临着人工分析 ABUS 腹壁切口扫描图像时耗时费力的问题，更重要的是由于 LW 补片网状纹理相比呈低回声暗区的乳腺肿瘤区域更容易受斑点噪声的干扰，极易在人工检测过程中出现对靠近筋膜区域或者尺寸较小补片的漏诊。

本章首先将前述章节针对 ABUS 图像所含斑点噪声特点提出的智能各向异性扩散降噪算法，作为重要的 ABUS 图像预处理方法贯穿应用于整个章节，以提高后续图像处理过程的速度和精度。在此基础上，提出一套基于 ABUS 图像的切口疝 LW 补片计算机辅助检测与评估算法。为外科补片移除术提供先前植入补片的准确数据；为补片术后收缩率、疝复发风险等预后评估提供客观依据。算法包括三个步骤：首先，自动提取 ABUS 数据中的所有待分类区域并计算其 11 项经过优选的特征参数值；其次，对每一个待分类区域进行补片或筋膜的分类识别；最后，基于待分类区域分类识别结果，对 ABUS 扫描区域内有无 LW 补片及补片相关诊断项目做出辅助评估。

4.1　ABUS 图像预处理及待分类区域的自动提取

图像预处理是实现高准确度测量和图像识别的基础和前提，是图像的前期处理阶段[100]。本节图像预处理的目的是去除图像噪声和背景、对原始图像中的有用前景信息进行增强，最终自动提取出待分类区域。

如前所述，由于 LW 补片和筋膜在 ABUS 横断面通常都显示为一个线状的高回声区域，所以二者在 ABUS 横断面中较难区分。然而，在 ABUS 冠状面视图中，二者之间却有着较显著的纹理差异。一组 LW 补片和筋膜的典型 ABUS

图像如图 4.1 所示,其中第一行为二者在 ABUS 冠状面的图像,第二行为二者在 ABUS 横断面的图像。为了使用纹理特征对补片和筋膜进行分类识别,如下图像预处理过程被用于对待分类区域的自动提取。

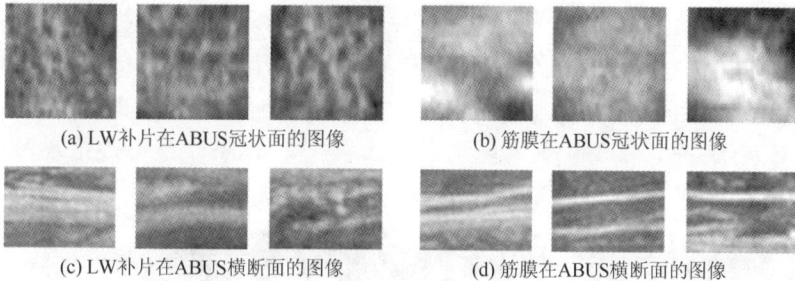

(a) LW 补片在 ABUS 冠状面的图像　　　　(b) 筋膜在 ABUS 冠状面的图像

(c) LW 补片在 ABUS 横断面的图像　　　　(d) 筋膜在 ABUS 横断面的图像

图 4.1　LW 补片和筋膜的典型 ABUS 图像

4.1.1　ABUS 冠状面前景掩模的自动生成

在 ABUS 成像时,只有当探头和皮肤间存在良好的耦合接触时才能获取超声信号。因此,仅有在容积数据中位于良好耦合区域下方的体素才含有有效信息。这里将全体含有有效信息的体素定义为前景。显然,没有必要对无效的背景区域做后续的图像识别。为此,本节构建一个冠状面的二维前景掩模,并将该掩模应用于容积数据中的所有冠状面图像。

首先,为了尽量消除背景区域点状高亮杂质对构建前景掩模的影响,将所有位于 0.5~0.9 扫描总深度的 ABUS 冠状面切片 C_1~C_n 取出,沿扫描深度 z 方向对所有 C_1~C_n 图像中相同位置的像素点做均值处理,得到一张冠状面均值图像 C_{mean}。

其次,将图像 C_{mean} 使用 Otsu 算法[90]进行阈值处理,得到二值化图像 C_{binary}。该二值化图像中的最大白色连通区域就是所需要得到的前景区域。

最后,采用形态学开运算对 C_{binary} 图像中的连通区域进行边界平滑处理,并对其最大白色连通区域中由病灶或阴影造成的黑色空洞进行填充。所得的冠状面前景掩模图像 C_{mask} 如图 4.2(a)所示。

4.1.2　VOI 的生成及预处理

4.1.2.1　VOI 的自动提取

首先,从 ABUS 冠状面掩模图像 C_{mask} 左上角开始,将图像等分为(50×50)

像素的图像块。当在右边界和下边界处遇到像素不足无法分块时，则添加适当黑色区域，如图 4.2（b）所示。

其次，将所有全黑图像块（所有像素点的二值化取值之和为 0）的冠状面位置特征置为 0；将所有与前景掩模边界相交的图像块（所有像素点的二值化取值之和为 1~49）的冠状面位置特征置为 1；将所有全白图像块（所有像素点的二值化取值之和为 50）的冠状面位置特征置为 2。在图 4.2（c）中，冠状面位置特征为 1 的 ROI 以白色细线框表示，冠状面位置特征为 2 的 ROI 以白色粗线框表示。

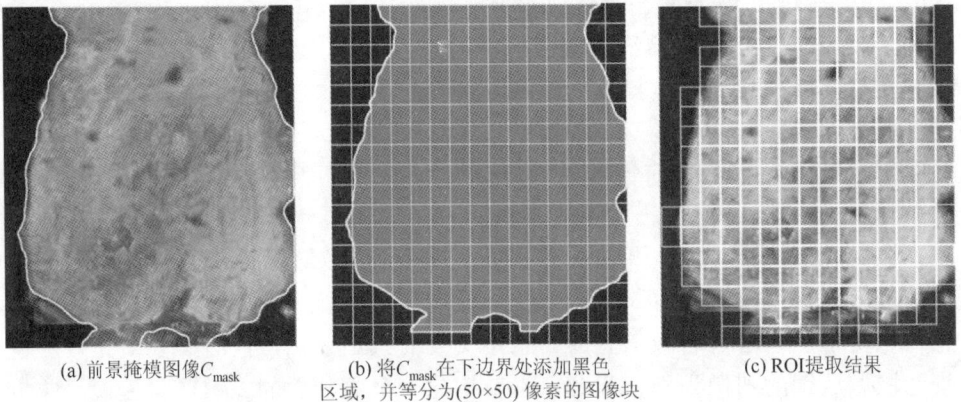

(a) 前景掩模图像 C_{mask} (b) 将 C_{mask} 在下边界处添加黑色   (c) ROI 提取结果
区域，并等分为 (50×50) 像素的图像块

图 4.2   ROI 的自动提取

最后，逐一将所有冠状面位置特征不为零的图像块选取为当前感兴趣区域（region of interest，ROI）。使用所有与 ROI 相关的 ABUS 横断面和矢状面图像区域，将二维的 ROI 扩展为三维感兴趣容积（VOI）。逐一将当前 VOI 送入后续特征提取模块，直至完成对所有 VOI 的遍历。

根据 ABUS 扫描深度的不同，此阶段所提取的 VOI 尺寸在（50×50×100）体素和（50×50×300）体素之间。相应的物理尺寸为 10mm×10mm×（20~60）mm。作为例子，图 4.3 给出了一例 VOI 的扩展过程示意图。图 4.3（a）为 ABUS 原始容积数据的三个正交平面（A 代表横断面，S 代表矢状面，C 代表冠状面）。C 平面中的白色方框代表一个原始 ROI 区域，A 平面和 S 平面中的白色方框代表与 ROI 相关的横断面和矢状面图像区域。图 4.3（b）为 VOI 的三正交平面视图，图 4.3（c）为 VOI 的三维视图。

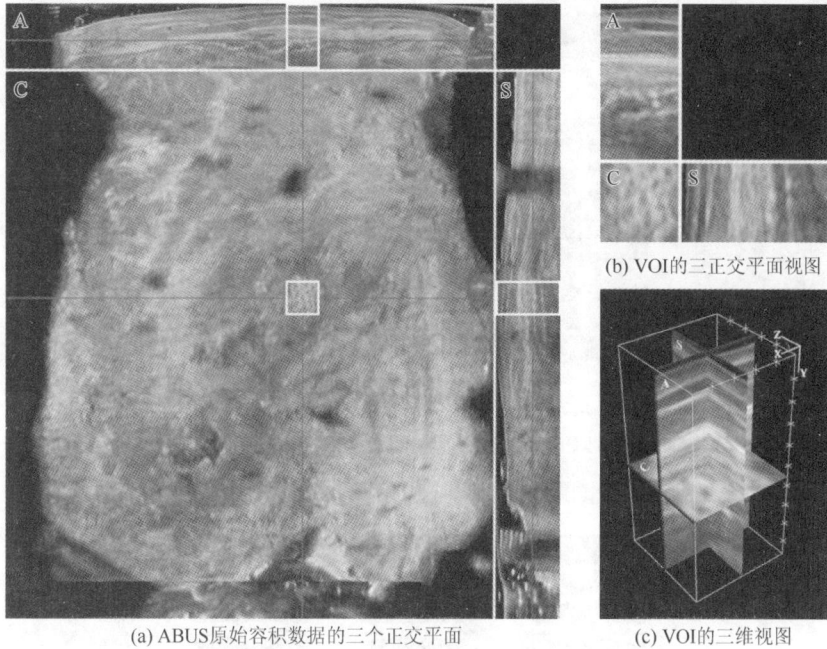

(a) ABUS原始容积数据的三个正交平面

(b) VOI的三正交平面视图

(c) VOI的三维视图

图 4.3　VOI 扩展过程示意图

4.1.2.2　VOI 图像预处理

VOI 图像预处理过程如下。

（1）VOI 的三维斑点降噪：如前所述，ABUS 图像中的斑点噪声会降低后期图像分割、分类等自动图像处理任务的速度和精确度。所以，首先使用本书提出的三维 ISRAD 算法对自动提取出的 VOI 进行三维滤波处理，以尽量滤除 ABUS 图像同质区域中所含的斑点噪声而不破坏 LW 补片网状纹理等细节特征。

（2）横断面图像的二值化：使用 Otsu 算法对位于 VOI 中心的单帧横断面图像做二值化处理，得到备选白色连通区域。

（3）微小目标删除：使用开运算删除二值图像中所有面积小于 15 像素的白色连通区域。

（4）边界框萃取：萃取出每个白色连通区域的最小外切边界框（bounding box），计算出边界框的宽度（$Width_{BoundingBox}$）、高度（$Height_{BoundingBox}$）和顶点坐标（$Vertex_{BoundingBox}$）。

（5）狭窄目标删除：删除 $Width_{BoundingBox} < 15$ 像素的白色连通区域。

（6）对所有剩余白色连通区域进行编号标注，以作为待分类区域。

作为例子，图 4.4 给出了一例 VOI 图像预处理过程示意图。

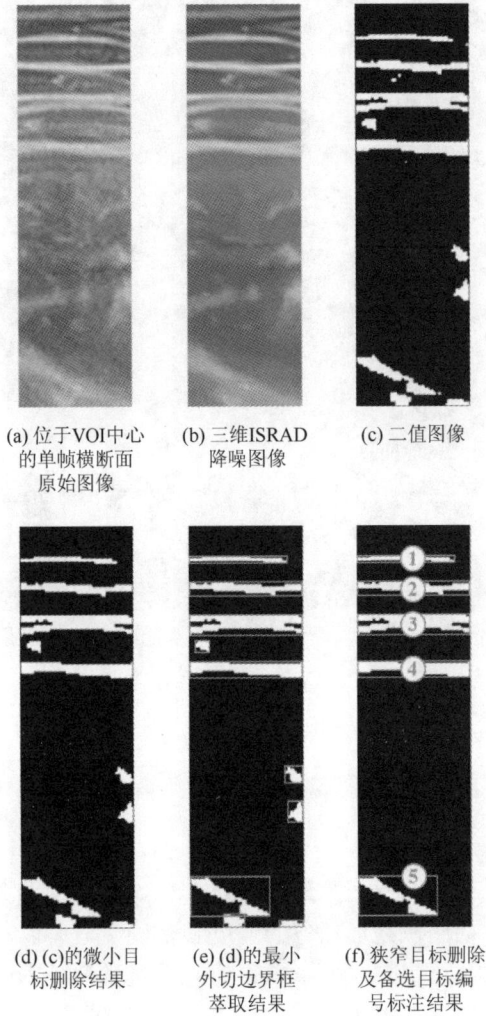

(a) 位于VOI中心
的单帧横断面
原始图像

(b) 三维ISRAD
降噪图像

(c) 二值图像

(d) (c)的微小目
标删除结果

(e) (d)的最小
外切边界框
萃取结果

(f) 狭窄目标删除
及备选目标编
号标注结果

图 4.4　VOI 图像预处理过程示意图

4.2　待分类区域的特征提取

经过预处理之后，给定一组 VOI 的待分类区域，就可逐一对每个待分类区域进行特征提取。这里主要使用已被理论证明有效并得到广泛应用的灰度共生矩阵（gray level co-occurrence matrix，GLCM）[101-103]来将待分类区域图像中的灰度值转化为纹理信息。同时，针对 LW 补片在冠状面会呈现出显著的网状纹理的特点，还加入了较适合于网状纹理分析的分形维数（fractal dimension，FD）[104, 105]特征。针对 LW 补片在术后可能会出现的具有空间变换特征的收缩、卷曲等临床现象，还进一步引入了三维 GLCM[106, 107]和三维 FD[108, 109]以提取待分类区域的三维纹理特征。针对 ABUS 扫描属性和切口疝补片植入位置特性，还提出了两项待分类区域的位置特征。综上，总共使用 40 项参数来对每个待分类区域进行特征表述。所得的特征向量将用于后续的分类识别过程。

4.2.1 二维纹理特征

二维纹理特征提取过程如下。

第一步，计算待分类区域横断面单帧切片的 12 项二维 GLCM 纹理特征。首先，提取出 VOI 中心的单帧横断面降噪图像。其次，对每个待分类区域在扫描深度方向做上下 5 像素的区域扩展。接着，分割出每个待分类区域的横断面单帧切片。对该单帧切片计算 12 项描述符，作为该待分类区域横断面单帧切片的二维GLCM 纹理特征。图 4.5（a）为图 4.4 中的 5 个待分类区域横断面单帧切片。

第二步，计算待分类区域冠状面切片序列的 12 项二维 GLCM 纹理特征和 1项二维 FD 特征。首先，提取出与每个待分类区域所处扫描深度对应的所有冠状面切片序列。其次，对于每项描述符 f_i（$i = 1, 2, \cdots, n$），n 是冠状面切片序列的层数。使用描述符 f_i 依次对每张冠状面切片进行计算，得出一组特征值 $[f_1, f_2, \cdots, f_n]$。最后，取 $[f_1, f_2, \cdots, f_n]$ 的均值 F_{mean} 作为该项描述符对于待分类区域冠状面切片序列的特征值。图 4.5（b）为图 4.4 中的 5 个待分类区域冠状面切片序列。

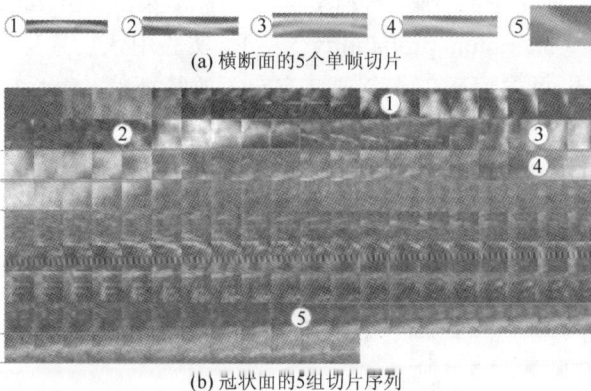

(a) 横断面的5个单帧切片

(b) 冠状面的5组切片序列

图 4.5 5 个待分类区域的横断面单帧切片和冠状面切片序列

1）二维 GLCM

如同最初由学者 Haralick 等在文献[103]中对 GLCM 的定义，二维图像中的两个像素点的空间位置差异可以用位移向量 $D(\varphi, d)$ 来描述。d 为两像素点间的距离，φ 为两像素点与坐标轴的夹角。对于一个给定距离 d，在 4 个独立的方向上（$\varphi = 0°$，$45°$，$90°$，$135°$），共可能有 8 个相邻的像素对出现（图 4.6）。那么，在二维图像中的 φ 方向相隔 d 的一对像素对，分别具有灰度 i 和 j 出现的概率，即 $p(i, j/\varphi, d)$，记为 p_{ij}。将由 p_{ij} 组成的矩阵归一化即可得到图像的灰度共生矩阵。

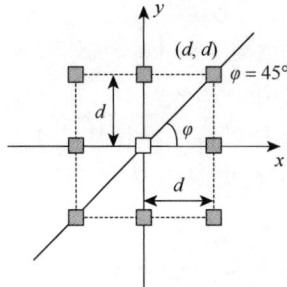

图 4.6　像素对在二维图像中的空间位置关系图

对于一个给定的中心像素点（白色），在 4 个独立的 φ 方向上，共可能有 8 个相距归一化距离 d 的像素对（灰色）

Haralick 等在文献[103]中，提出共从 GLCM 中计算出的 14 项纹理特征。这里选择了其中的 12 项特征，包含能量（energy，f_1）、对比度（contrast，f_2）、相关性（correlation，f_3）、方差（variance，f_4）、同质性（homogeneity，f_5）、均值（sum average，f_6）、熵（entropy，f_7）、自相关（autocorrelation，f_8）、差异性（dissimilarity，f_9）、集群阴影（cluster shade，f_{10}）、集群突出（cluster prominence，f_{11}）和最大概率（maximum probability，f_{12}）。实验中，设置位移量 $dx = dy = 1$ 像素，分别计算出每项特征在 4 个独立方向上的特征值。最后取 4 个特征值的平均值作为该项特征的最终测量值。

$$f_1 = \sum_i \sum_j p(i, j)^2 \tag{4.1}$$

$$f_2 = \sum_{n=0}^{N_g-1} n^2 \left\{ \sum_{i=1}^{N_g} \sum_{j=1}^{N_g} p(i, j) \big\| |i - j| = n \right\} \tag{4.2}$$

$$f_3 = \frac{\sum_i \sum_j (i \cdot j) p(i, j) - \mu_x \mu_y}{\sigma_x \sigma_y} \tag{4.3}$$

$$f_4 = \sum_i \sum_j (i - \mu)^2 p(i, j) \tag{4.4}$$

$$f_5 = \sum_i \sum_j \frac{1}{1+(i-j)^2} p(i,j) \tag{4.5}$$

$$f_6 = \sum_{i=2}^{2N_g} i p_{x+y}(i) \tag{4.6}$$

$$f_7 = -\sum_i \sum_j p(i,j) \lg(p(i,j)) \tag{4.7}$$

$$f_8 = \sum_i \sum_j (i \cdot j) p(i,j) \tag{4.8}$$

$$f_9 = \sum_i \sum_j |i-j| \cdot p(i,j) \tag{4.9}$$

$$f_{10} = \sum_i \sum_j (i+j-\mu_x-\mu_y)^3 p(i,j) \tag{4.10}$$

$$f_{11} = \sum_i \sum_j (i+j-\mu_x-\mu_y)^4 p(i,j) \tag{4.11}$$

$$f_{12} = \max_{i,j} p(i,j) \tag{4.12}$$

式中，$p(i,j)$ 为灰度对 (i,j) 出现的概率，即灰度共生矩阵归一化的结果。矩阵行和列的平均值与标准差为 $\mu_x = \sum_i \sum_j i \cdot p(i,j)$，$\mu_y = \sum_i \sum_j j \cdot p(i,j)$，$\sigma_x = \sum_i \sum_j (i-\mu_x)^2 \cdot p(i,j)$，$\sigma_y = \sum_i \sum_j (j-\mu_y)^2 \cdot p(i,j)$。

2）二维 FD

二维分形维数由图像傅里叶变换的功率谱进行估计。使用如下快速傅里叶变换（fast Fourier transform，FFT）对二维图像进行离散傅里叶变换（discrete Fourier transform，DFT）：

$$F(u,v) = \sum_{m=0}^{M-1} \sum_{n=0}^{N-1} I(m,n) \mathrm{e}^{-\mathrm{j}(2\pi/M)um} \mathrm{e}^{-\mathrm{j}(2\pi/N)vn} \tag{4.13}$$

式中，I 为尺寸 (M,N) 的二维图像区域；u 和 v 分别为 x 方向和 y 方向的空间频率（$u=0,1,\cdots,M-1$；$v=0,1,\cdots,N-1$）。功率谱密度 P 通过 $F(u,v)$ 按如下方法估计：

$$P(u,v) = |F(u,v)|^2 \tag{4.14}$$

为计算二维 FD，对 P 沿跨越 FFT 频域的径向切片方向进行平均。频率空间被等分为 24 个方向，而对每个方向的径向分量均匀采样 30 个点。计算出 $\ln(P_f)$ 对 $\ln(f)$ 的最小二乘拟合，其中 $f = \sqrt{u^2 + v^2}$ 代表径向频率[110]，则 FD 以如下形式相关于这个双对数曲线的斜率 β：

$$\text{FD} = \frac{3D_T + 2 - \beta}{2} = \frac{8 - \beta}{2} \tag{4.15}$$

式中，D_T 为拓扑维数，对于二维图像，$D_T = 2$。

4.2.2 三维纹理特征

本节对每个待分类区域的容积数据计算 12 项三维 GLCM 纹理特征和 1 项三维 FD 特征。

1）三维 GLCM

将二维 GLCM 按文献[106]的方法推广为三维 GLCM。三维图像中的两个体素点的空间位置差异可以用位移向量 $D(\varphi, \theta, d)$ 描述。其中，d 为两体素点间的距离，φ 为两体素点间的方位角，θ 为两体素点间的天顶角。对于一个给定距离 d，在 13 个独立的方向上，共可能有 26 个相邻的体素对出现，如图 4.7 所示。相应的位移向量如表 4.1 所示。这里，仍然选择提取与二维 GLCM 中相同的 12 项三维 GLCM 纹理特征。实验中，设置位移量 $dx = dy = dz = 1$ 体素，分别计算出每项特征在 13 个独立方向上的特征值。最后取 13 个特征值的平均值作为该项特征的最终测量值。

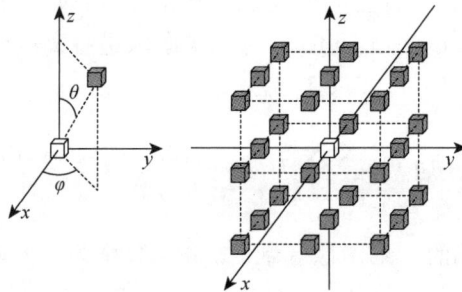

图 4.7　像素对在三维图像中的空间位置关系图

对于一个给定的中心体素点（白色），在 13 个独立的 φ 方向上，
共可能有 26 个相距归一化距离 d 的体素对（灰色）

表 4.1 三维图像中的位移向量

三维空间方向 (φ, θ)	位移向量 D	欧氏距离
$(0°, 90°)$	$\pm (d, 0, 0)$	
$(90°, 90°)$	$\pm (0, d, 0)$	d
$(—, 90°)$	$\pm (0, 0, d)$	
$(45°, 90°)$	$\pm (d, d, 0)$	
$(135°, 90°)$	$\pm (-d, d, 0)$	
$(90°, 45°)$	$\pm (0, d, d)$	$\sqrt{2}d$
$(90°, 135°)$	$\pm (0, d, -d)$	
$(0°, 45°)$	$\pm (d, 0, d)$	
$(0°, 135°)$	$\pm (d, 0, -d)$	
$(45°, 54.7°)$	$\pm (d, d, d)$	
$(135°, 54.7°)$	$\pm (-d, d, d)$	$\sqrt{3}d$
$(45°, 125.3°)$	$\pm (d, d, -d)$	
$(135°, 125.3°)$	$\pm (-d, d, -d)$	

2）三维 FD

三维分形维数由容积图像的三维傅里叶变换的功率谱进行估计。使用如下三维 FFT 来对整个三维图像进行三维 DFT：

$$F(u,v) = \sum_{m=0}^{M-1} \sum_{n=0}^{N-1} \sum_{k=0}^{K-1} I(m,n,k) e^{-j(2\pi/M)um} e^{-j(2\pi/N)vn} e^{-j(2\pi/K)wk} \qquad (4.16)$$

式中，I 为尺寸 (M, N, K) 的三维图像区域；u、v 和 w 分别为在 x、y 和 z 方向的空间频率。功率谱密度 P 按如下方法估计：

$$P(u,v,w) = |F(u,v,w)|^2 \qquad (4.17)$$

为计算三维 FD，对 P 沿跨越三维 FFT 频域的径向扇区方向进行平均。频率空间被等分为 24 个方位角方向和 12 个天顶角方向，而对每个方向的径向分量均匀地采样 30 个点。计算出 $\ln(P_f)$ 对 $\ln(f)$ 的最小二乘拟合，其中 $f = \sqrt{u^2 + v^2 + w^2}$ 代表径向频率[110]，则三维 FD 以如下形式相关于这个双对数曲线的斜率 β：

$$FD = \frac{3D_T + 2 - \beta}{2} = \frac{11 - \beta}{2} \qquad (4.18)$$

式中，D_T 为拓扑维数，对于三维图像，$D_T = 3$。

4.2.3 基于待分类区域所处扫描深度的局部特征

基于腹壁沿 ABUS 扫描 y 方向的解剖学特征及四种无张力修补术式的补片植

入位置特点，LW 补片在腹部皮肤以下 1～3cm 深度区域内的出现概率最大。因此，本节提出一个基于待分类区域所处扫描深度（ABUS 的 y 方向）的局部特征 f_{depth} 来表征补片出现的概率，并沿 ABUS 扫描深度方向对该局部特征按图 4.8 所示的情况进行划分。

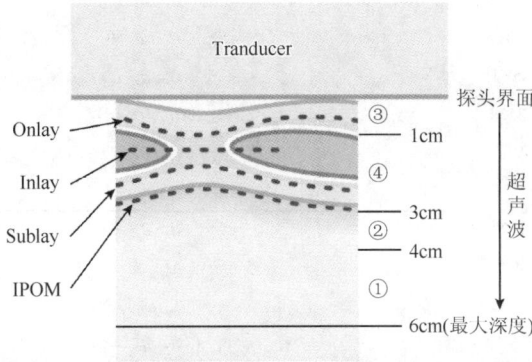

图 4.8　基于 ABUS 扫描深度的局部特征值设定示意图

　　根据待分类区域的深度参数，对局部特征 f_{depth} 设置如下：①0～1cm，f_{depth} = ③，LW 补片出现概率中等偏上。原因是此区域位置较浅，仅有 Onlay 和 Inlay 术式有可能在此区域放置补片。但两者因复发率较高，目前临床中应用并不太多。②1～3cm，f_{depth} = ④，LW 补片出现概率最高。原因是此区域正好是目前临床中应用最多的 Sublay 和 IPOM 术式放置补片的位置。在 3～6cm，随着深度的增加，放置补片的可能性逐渐减小，故从上到下，将此区域的 f_{depth} 特征设置为②和①。

4.2.4　基于待分类区域与疝囊位置关系的环境特征

　　如前所述，切口疝是腹部外科手术后的常见并发症。虽然补片的广泛使用降低了疝复发率，但也带来了与补片相关的感染、血肿、肠粘连等多种术后并发症[32]。同时，由于切口疝多发于自体恢复机能较差的年老体弱患者，所以切口疝经常会在之前植入补片的位置再次发作并形成疝囊。临床中，甚至会遇到在同一个切口区域的不同解剖层次反复植入多层补片的病例。

　　根据上述特征，本节提出一个基于待分类区域与疝囊位置关系的位置参数 $f_{adjacency}$ 来表征补片出现的概率。显然，在距离疝囊位置越近的待分类区域中出现补片的概率就越大。所以，首先提出一种基于 ABUS 数据的快速疝囊检测定位算法，图 4.9 为该算法流程图。

```
                          ┌─────────┐
                          │  开始   │
                          └─────────┘
                               │
          ┌──────────────────────────────────────┐  ①
          │    在第1帧冠状面图像中检测白色目标        │
          └──────────────────────────────────────┘
                               │
          ┌──────────────────────────────────────┐  ②
          │      在从第2帧开始的每一帧冠状面          │
          │        图像中检测黑色目标               │
          └──────────────────────────────────────┘
                               │
                        ╱──────────────╲          ③
                      ╱   检测深度是否已    ╲   否
                     ╱   到达腹壁底部(3cm)?   ╲──────┐
                      ╲                     ╱       │
                        ╲──────────────╱            │
                               │ 是                 │
          ┌──────────────────────────────────────┐  ④
          │      使用形态学滤波处理删除每一帧          │
          │      冠状面图像中的所有伪黑色目标          │
          └──────────────────────────────────────┘
                               │
          ┌──────────────────────────────────────┐  ⑤
          │   在所有冠状面图像中寻找最大黑色目标作为疝   │
          │   囊检测结果，并获取疝囊在x和z方向的尺寸     │
          └──────────────────────────────────────┘
                               │
          ┌──────────────────────────────────────┐  ⑥
          │    通过分析疝囊在横断面和矢状面的相         │
          │      关图像，以获取疝囊在y方向的尺寸        │
          └──────────────────────────────────────┘
                               │
          ┌──────────────────────────────────────┐  ⑦
          │    从整个ABUS容积数据集中裁              │
          │    剪出含有疝囊的VOI容积数据             │
          └──────────────────────────────────────┘
                               │
          ┌──────────────────────────────────────┐  ⑧
          │    使用本书提出的三维ISRA               │
          │    D算法对VOI进行斑点降噪               │
          └──────────────────────────────────────┘
                               │
          ┌──────────────────────────────────────┐  ⑨
          │    在VOI的每一帧横断面图像中             │
          │    对疝囊区域的轮廓进行分割              │
          └──────────────────────────────────────┘
                               │
          ┌──────────────────────────────────────┐  ⑩
          │   计算冠状面每一帧疝囊切片的面积，最        │
          │   终使用所有切片面积换算出疝囊体积         │
          └──────────────────────────────────────┘
                               │
          ┌──────────────────────────────────────┐  ⑪
          │          输出疝囊检测结果               │
          └──────────────────────────────────────┘
                               │
                          ┌─────────┐
                          │  结束   │
                          └─────────┘
```

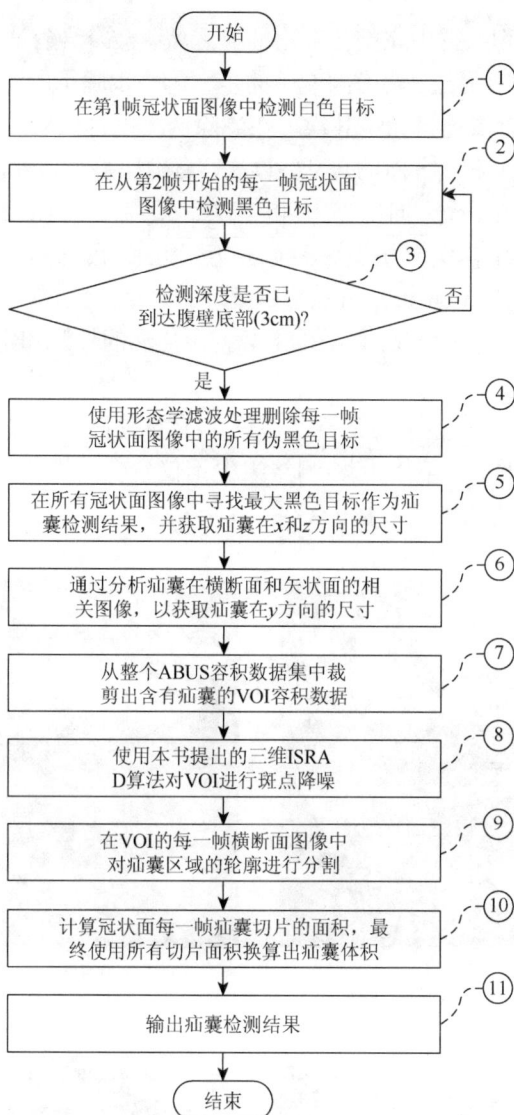

图 4.9　基于 ABUS 数据的快速疝囊检测定位算法流程图

　　在本书中，疝囊内容物主要为液体，所以疝囊在超声图像中显示为一个具有不规则边界的低回声区。因此，疝囊可以简单地通过检测超声图像中的黑色目标来获得。然而，当直接应用该方法时，会有伪疝囊在检测结果中出现。因为在 ABUS 扫描区域中没能与探头形成良好接触的区域，也在超声图像中呈现为黑色。因此，疝囊检测算法中还需要使用一系列形态学图像处理方法来滤除伪黑色目标。

　　为从 ABUS 容积数据中完整分割出疝囊区域，一个含有疝囊及其邻近组织的 VOI 被算法自动选出，其过程如图 4.9 中的步骤①～步骤⑦所示。首先，检测 ABUS 冠状面图像中的所有黑色目标。其次，在滤除伪黑色目标后，测算出最大黑色目标也就是疝囊在 x、y 和 z 方向的尺寸。再次，为确保整个疝囊都包含于 VOI 容积之中，将疝囊尺寸在三个方向都扩大 40 像素。最后，从 ABUS 容积数据集中裁剪出含疝囊的 VOI 容积。为提高后续分割过程的速度与精度，使用第 4 章提出的三维 ISRAD 算法对 VOI 进行斑点降噪处理。之后，从 VOI 的每帧横断面图像中分割出疝囊轮廓，完成算法对 ABUS 数据中疝囊的检测和定位处理，如图 4.9 中的步骤⑧～步骤⑩所示。

　　作为例子，图 4.10 显示的是算法对第 141 帧冠状面图像进行的黑色目标检测过程。由结果可见，黑色目标检测结果中不仅包含真黑色目标（疝囊），也包含没有与探头接触的伪黑色目标。

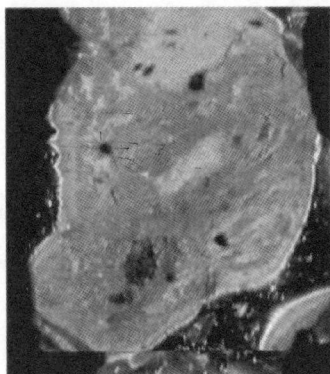

(a) 用于黑色目标检测的
第141帧冠状面原始图像

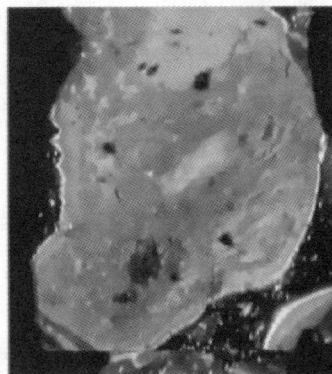

(b) 图像(a)的斑点降噪结果

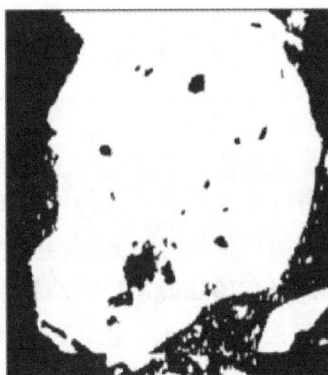

(c) (b)的Otsu二值化结果

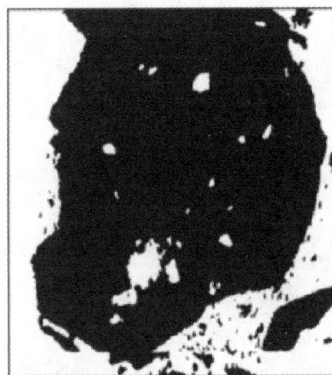

(d) (c)的反相结果

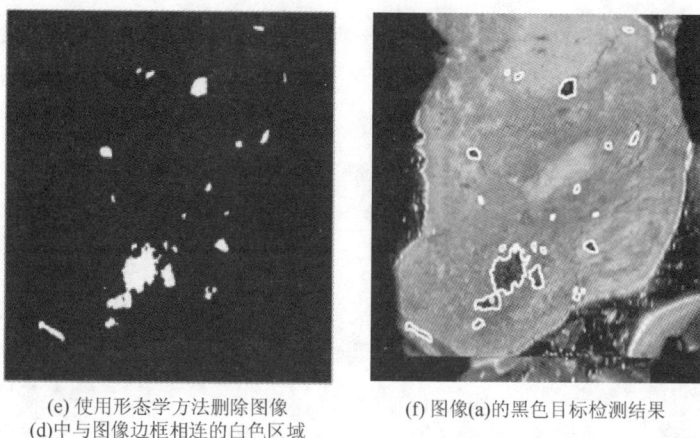

(e) 使用形态学方法删除图像
(d)中与图像边框相连的白色区域

(f) 图像(a)的黑色目标检测结果

图 4.10 黑色目标检测过程

图 4.11 为算法对第 1 帧冠状面图像进行的白色目标检测过程。由于没有和探头接触的区域在第 1 帧冠状面图像会呈现出相对亮的回声图像，所以对第 1 帧冠状面图像进行白色目标检测的结果可用于对伪黑色目标（没有与探头接触的区域）的删除。

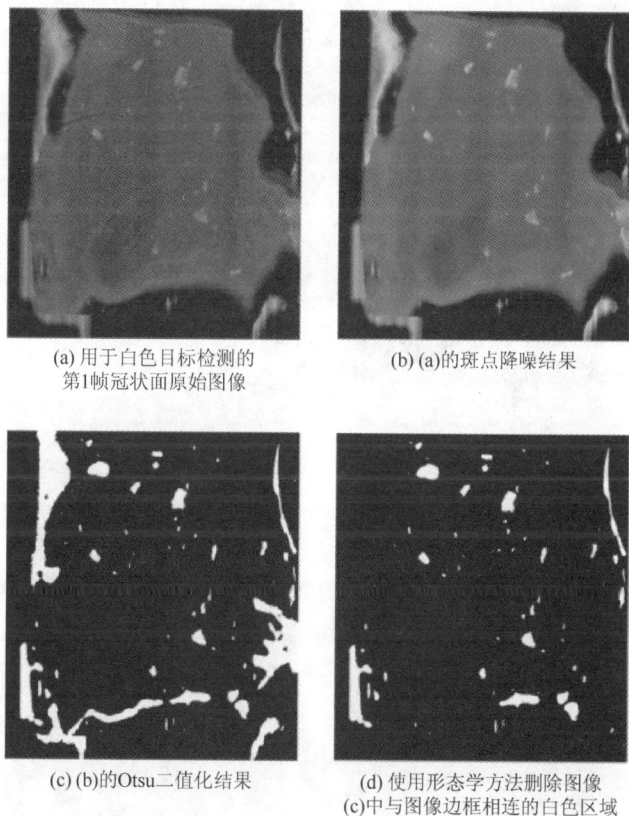

(a) 用于白色目标检测的
第1帧冠状面原始图像

(b) (a)的斑点降噪结果

(c) (b)的Otsu二值化结果

(d) 使用形态学方法删除图像
(c)中与图像边框相连的白色区域

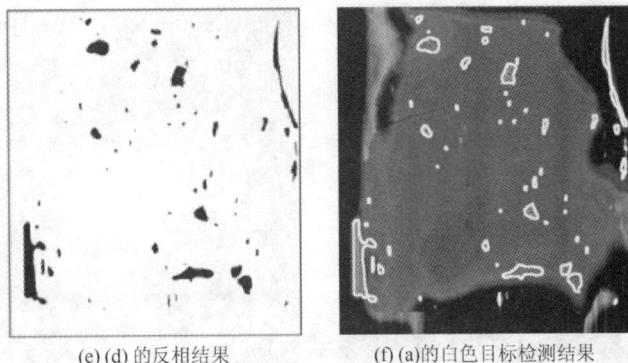

(e) (d) 的反相结果　　　　　　　(f) (a)的白色目标检测结果

图 4.11　白色目标检测过程

图 4.12 为经过形态学处理后的真黑色目标（疝囊）检测结果。图 4.12（a）是第 141 帧冠状面图像的黑色目标检测结果。图 4.12（b）是反相的第 1 帧冠状面图像白色目标检测结果。在图 4.12（c）中，带有白色虚线边框的区域是伪黑色目标。如图 4.12（d）所示，将黑色目标和白色目标进行逻辑与操作，使伪黑色目标区域的面积显著减小，其中一些甚至消失。图 4.12（e）为使用形态学方法删除面积小于 1000 像素的白色区域后的真黑色目标（疝囊）检测结果。

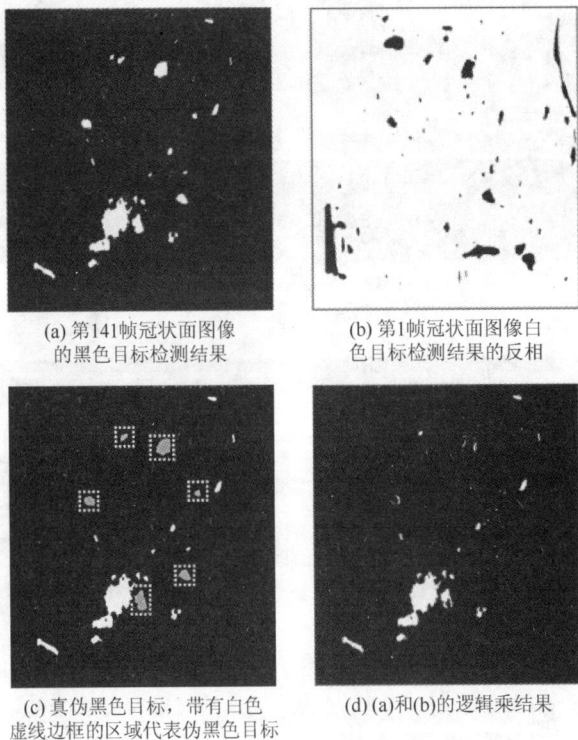

(a) 第141帧冠状面图像　　　　　(b) 第1帧冠状面图像白
的黑色目标检测结果　　　　　　色目标检测结果的反相

(c) 真伪黑色目标，带有白色　　　　(d) (a)和(b)的逻辑乘结果
虚线边框的区域代表伪黑色目标

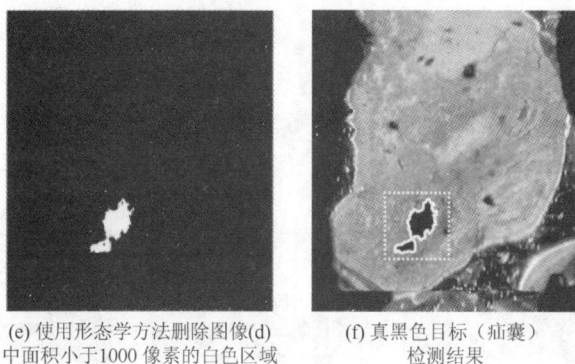

(e) 使用形态学方法删除图像(d)
中面积小于1000 像素的白色区域

(f) 真黑色目标（疝囊）
检测结果

图 4.12 经过形态学处理后的真黑色目标（疝囊）检测结果

图 4.13 为算法对含疝囊 VOI 的自动提取结果。

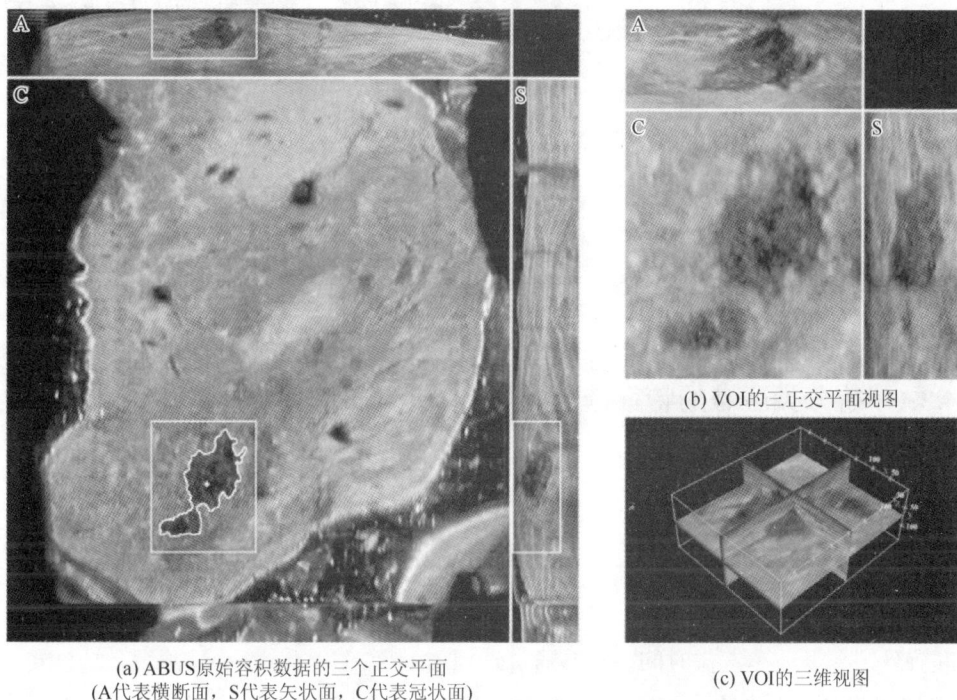

(a) ABUS原始容积数据的三个正交平面
(A代表横断面，S代表矢状面，C代表冠状面)

(b) VOI的三正交平面视图

(c) VOI的三维视图

图 4.13 算法对含疝囊 VOI 的自动提取结果

在疝囊检测完成后，对冠状面位置特征进行调整。对与疝囊冠状面投影区域重叠或相交的待分类区域的冠状面位置特征加 2；对与疝囊冠状面投影区距离 3cm 以内的待分类区域的冠状面位置特征加 1。最终以待分类区域的冠状面位置特征取值作为环境特征 $f_{\text{adjacency}}$ 的取值。待分类区域的 $f_{\text{adjacency}}$ 取值越大，相应的补片出现概率就越大。

作为例子，如图 4.14 为根据本节疝囊检测结果对待分类区域冠状面位置特征进行调整的结果。

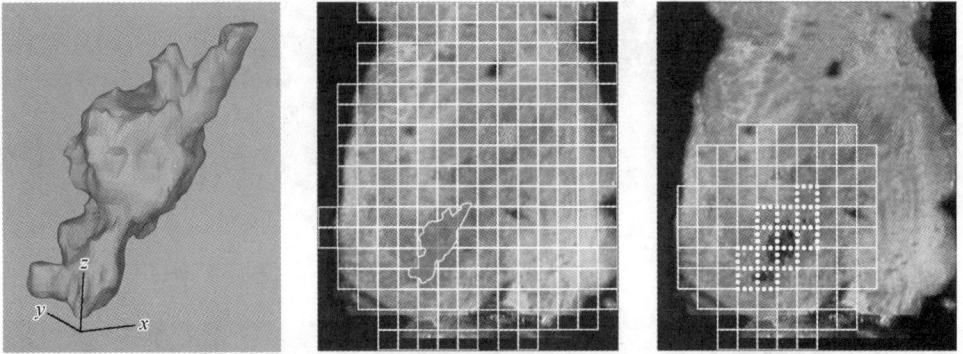

(a) 疝囊检测结果的三维重建视图　　(b) 疝囊冠状面投影与所有待分类区域　　(c) 需要对冠状面位置特征
进行调整的待分类区域

图 4.14　待分类区域冠状面位置特征的调整结果

在（c）中，冠状面位置特征加 2 的待分类区域以白色线框表示，冠状面位置特征加 1 的待分类区域以白色虚线框表示

4.3　特征选择与分类识别

4.3.1　待分类区域的特征选择

如前所述，对每一个待分类区域总共提取了 40 项特征。其中包括 25 项二维纹理特征，13 项三维纹理特征，1 项基于待分类区域所处扫描深度的局部特征，1 项基于待分类区域与疝囊位置关系的环境特征。由于这些特征之间存在一定的冗余，而且每个特征的分类能力也不尽相同。同时，为了减少特征维数，提高分类准确性、减少分类工作时间。本书通过选用类间距（distance between class，DBC）法[111]和顺序前进搜索（sequential forward selection，SFS）法[112]对上述 40 项特征进行特征选择。分类器选用支持向量机（support vector machine，SVM）[113, 114]。

DBC 法是每一次仅使用图像的某一个特征对两类图像进行分类的一个特征选择过程。某一特征在区别两类图像时，要求该特征不但能将两类图像无错误地分开，而且要类内距离尽可能小，类间距离尽可能大。类间距越大，表明分类效果越好。而 SFS 法是一种自下而上的搜索方法，即首先随机选取一个特征对两类图像进行分类，然后再随机选出一个特征，与前一个特征共同对两类图像进行分类。按照此原理，逐一加入从未被选入的其他特征，直到达到指定的特征数目或者满足其他搜索停止条件。

根据类间距的算法原理，本书首先在切口区域含 LW 补片的全部 18 个病例（病例组）和切口区域不含补片的 55 个病例（对照组）中，由医生手动选取 278 个与本书自动获得的待分类区域尺寸相同的典型样本区域。其中包括 125 个仅含 LW 补片的典型区域和 153 个仅含筋膜的典型区域。其次使用前面提取的 40 个特征对所有 278 个样本区域做特征参数计算和归一化。再次分别计算每项特征的类间距并对 40 个特征按类间距从大到小进行排序。最后选取类间距较大的前 25 个特征作为特征选择的初筛结果。

在类间距算法的基础上，对初步选出的 25 个特征使用 SFS 法进行选择，以得到使分类正确率最高的特征组合。首先，从 278 个已由医生确定的样本中，随机选取训练集 139 例和测试集 139 例。其次，分类器选用 SVM，用训练集训练分类器，用测试集测试分类效果。为了减少实验样本有限引起的误差，共进行 100 次随机实验，每次均重新随机均匀划分训练集和测试集。最终，选取 11 个使 LW 补片和筋膜的分类误差达到最小的特征作为特征组合。它们是 4 项二维纹理特征（二维冠状面图像的能量、同质性、熵、分形维数），6 项三维纹理特征（三维待分类容积的能量、相关、同质性、熵、自相关、分形维数）和 1 项待分类区域的三维位置参数（$f_{adjacency}$）。

4.3.2　待分类区域的分类识别

首先，使用本书提出的待分类区域自动提取算法，对所有 73 个病例进行待分类区域的提取。

然后，计算每个待分类区域的 11 项特征。

最后，使用经训练的 SVM 分类器对每个待分类区域进行分类。将每例 ABUS 数据中的所有被分类识别为 LW 补片的区域进行标记和存储，以备后续处理过程使用。

4.4　基于 ABUS 图像的轻量型补片计算机辅助评估

4.4.1　ABUS 扫描数据中有无轻量型补片的评估

首先，根据待分类区域的三维位置参数，对每例 ABUS 数据中所有通过分类识别确定为 LW 补片的待分类区域按其相邻位置关系进行合并。将每个合并后的区域包含的原始待分类区域数量作为该合并区域的合并结果。

然后，对合并结果大于 3 的区域标定为 LW 补片区域，如果标定为 LW 补片区域的数量大于 1，则对该例 ABUS 数据作出包含多层补片的判断。

最后，对每例 ABUS 扫描数据作出有无先前植入 LW 补片、LW 补片数量、LW 补片位置的评估结果。

4.4.2　轻量型补片术后收缩率辅助评估

补片的术后收缩程度（收缩率）反映了炎症反应的活跃程度[115, 116]，是评估疝复发风险的关键指标。研究表明，虽然 LW 补片的使用有助于减小补片的炎症反应，使平均补片收缩率降低，但 LW 补片在术后 2～6 个月内的平均收缩率仍然高达 24%～36%[34, 37, 117]。补片收缩率（mesh shrinkage，MS）可定义为

$$MS = \frac{S_{\text{original}} - S_{\text{shrinkage}}}{S_{\text{original}}} \times 100\% \tag{4.19}$$

式中，S_{original} 为补片植入手术前测量得到的补片原始面积，$S_{\text{shrinkage}}$ 为在手术后 2～6 个月，补片发生收缩情况时所测量得到补片收缩后面积。

本书在前述 LW 补片计算机辅助检测的基础上，使用标定为 LW 补片区域所包含的原始待分类区域的总面积参数计算 LW 补片术后收缩率。为对比验证算法的有效性，将本书算法结果与两种人工测量结果进行比较。

在本书 18 个切口区域包含 LW 补片的病例中，挑选已知补片术前精确原始尺寸参数的 12 个病例构成实验组。共使用本书算法、人工术前测量和人工术中测量三种方法测量补片收缩后面积 $S_{\text{shrinkage}}$。

人工术前测量由两名经验丰富的执业超声医生、使用西门子 ABUS Workplace（西门子 Medical Solutions，Mountain View，CA，USA）影像工作站，人工对 12 个病例中的 LW 补片进行补片收缩后面积测量。人工术中测量由两名外科手术医生，在患者随后接受外科手术的过程中对补片收缩后面积进行实际测量，并将此方法测算所得的补片收缩率作为金标准衡量本书算法和人工术前方法的准确性。

4.4.3　实验结果及讨论

图 4.15 为全部 40 项特征的类间距计算结果。

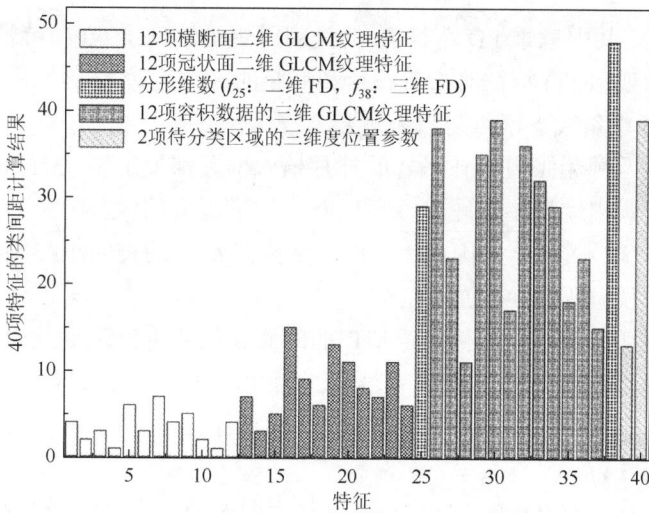

图 4.15　全部 40 项特征的类间距计算结果

在图 4.15 中，白条区域是 12 项待分类区域横断面单帧切片的二维 GLCM 纹理特征的类间距；方格条区域是 12 项待分类区域冠状面切片序列的二维 GLCM 纹理特征的类间距；菱形格条区域是分形维数的类间距，其中特征 f_{25} 是二维 FD，特征 f_{38} 是三维 FD；十字格条区域是 12 项待分类区域容积数据的三维 GLCM 纹理特征的类间距；斜纹条区域是 2 项待分类区域的三维位置参数的类间距，其中特征 f_{39} 是扫描深度特征 f_{depth}，特征 f_{40} 是待分类区域冠状面位置特征 $f_{adjacency}$。

由图 4.15 中白、方格、十字格区域可以发现：

（1）同样是 GLCM 纹理特征，白条区域所代表的横断面二维纹理特征的类间距普遍较小，其原因是筋膜和 LW 补片在横断面视图都近似呈现为线形亮条，区分度不大。

（2）方格条区域代表的冠状面二维纹理特征的类间距相比白条区域有所提高，其原因是 LW 补片在冠状面视图呈现出独特的网状纹理，与筋膜的区分度较大，但补片在术后出现的卷曲、收缩等空间变换，使得冠状面二维网状纹理特征对于区分 LW 补片和筋膜的贡献不够显著。

（3）十字格条区域所代表的冠状面三维纹理特征的类间距相比方格条区域显著提高，其原因是通过三维纹理特征的使用，显著提高了 LW 补片冠状面网状纹理对于区分呈卷曲、收缩状态的 LW 补片和筋膜时的鲁棒性。

由图 4.15 中菱形格条区域可以发现：由于分形维数特征较适合对 LW 补片在冠状面呈现出的网状纹理的分析，所以二维 FD 特征 f_{25} 和三维 FD 特征 f_{38} 的类间距都较大。其中三维 FD 特征 f_{38} 的类间距更是达到了 40 项特征类间距的最大值，充分体现出 FD 特征对 LW 补片和筋膜的区分度较大。

由图 4.15 中斜纹条区域可以发现：

（1）虽然四种无张力修补术式的补片植入位置都位于 1～3cm 的扫描深度，但此区域的筋膜出现概率也较大，所以基于扫描深度的 f_{39} 特征（f_{depth}）对 LW 补片和筋膜的区分度不大。因此，扫描深度特征 f_{depth} 的类间距在所有 40 项特征类间距排序中仅位于第 17 位。

（2）对于切口疝复发病例，原切口疝的修补位置也就是复发疝的高发位置，所以离疝囊越近则补片的出现概率越高。因此，基于待分类区域冠状面位置的 f_{40} 特征（$f_{adjacency}$）对 LW 补片和筋膜的区分度很高，其类间距在所有 40 项特征类间距中排第 3 位。

图 4.16 为一例 VOI 的全部 98 张冠状面图像的斑点降噪结果。由图可见，通过使用第 3 章提出三维 ISRAD 算法对 VOI 进行降噪处理，在尽量使 ABUS 图像中同质区域变平滑的同时，最大限度地保留了图像中的重要细节信息，如 LW 补片的网状纹理。将 ISRAD 作为 ABUS 图像的预处理方法贯穿应用于本例，可有效提高后续检测识别算法的精确度。

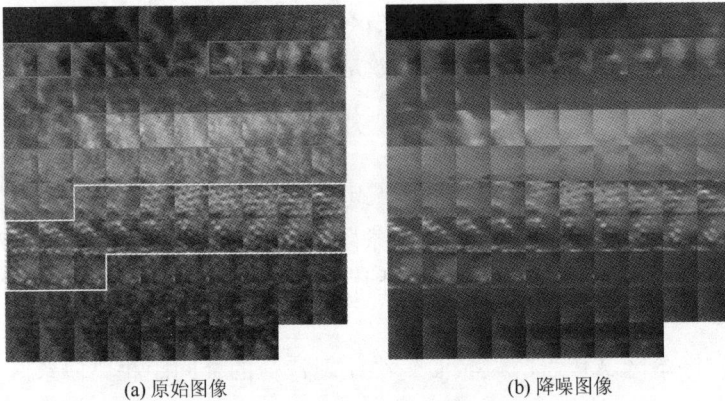

(a) 原始图像　　　　　　　　　(b) 降噪图像

图 4.16　一例 VOI 的全部 98 张冠状面图像的斑点降噪结果

图 4.17 为一例 ABUS 数据的 LW 补片及疝囊检测结果。由该图可见：

（1）通过本章提出的待分类区域分类识别算法可以有效检测出 ABUS 数据中的 LW 补片（如图中白色矩形框所示）。

（2）通过本章提出的疝囊快速检测算法可以有效检测出 ABUS 数据中的含液态内容物的疝囊区域。同时根据疝囊与 LW 补片位置关系也可以反映出以往研究中指出的一项重要的疝复发规律[25, 33, 34]：当补片发生严重收缩后容易引发切口疝的复发，且复发区域多半位于原收缩补片的边角区域。

（3）先对图像进行等尺寸划分，之后对每个图像分块进行模式识别的方法是一项行之有效的图像识别策略。对于本书，采用这一策略有效解决了待分类区域的自动提取问题，但该策略留有一个问题，在靠近补片边界处，由于补片在待分类区域中所占面积可能不足 1/2，这样的区域极易在分类识别时误判为不含补片（图 4.17 中箭头所指区域）。

（4）补片边界处被误判为不含补片的情况，对 ABUS 数据中有无 LW 补片的评估结果影响不大，但此情况对于 LW 补片的术后收缩率评估结果影响较大，因为此时算法自动估算的补片收缩后面积相比实际值会偏小。

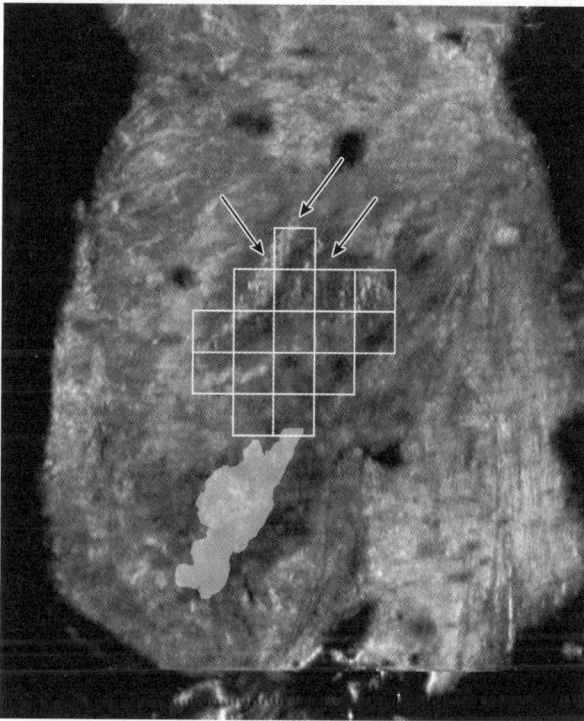

图 4.17　一例 ABUS 数据的 LW 补片及疝囊检测结果

1）73 例 ABUS 数据中有无 LW 补片的评估结果

由 18 例含有 LW 补片的切口区域（病例组）和 55 例不含补片的切口区域（对照组）共同构成 73 例 ABUS 实验数据。分别使用人工检阅 ABUS 图像和算法自动检阅 ABUS 图像的方法对 73 例 ABUS 数据中有无 LW 补片进行对比评估实验，以 73 例切口区域的手术发现作为评价金标准。实验结果如表 4.2 所示。

表 4.2　对 73 例 ABUS 数据中有无 LW 补片的评估结果

对 ABUS 数据中有无 LW 补片的评估方法	准确性	敏感性	特异性	PPV	NPV
人工检阅 ABUS 图像	98.6%（72/73）	94.4%（17/18）	100.0%（55/55）	100.0%（17/17）	98.2%（55/56）
算法自动检阅 ABUS 图像	97.3%（71/73）	94.4%（17/18）	98.2%（54/55）	94.4%（17/18）	98.2%（54/55）

表 4.2 表明，在本组实验中，本章所提出的 ABUS 扫描数据中有无 LW 补片的评估算法的敏感性已达到人工检阅的水平，通过算法的使用可以有效替代人工完成对大量 ABUS 图像数据中是否包含 LW 补片的重复性评估工作。同时也可发现，算法的特异性稍差于人工检阅，即算法将 1 例不含 LW 补片的 ABUS 数据误判为含有 LW 补片。

2）12 例 LW 补片的术后收缩率评估结果

由 12 例已知补片术前精确原始尺寸的含有 LW 补片的切口区域构成实验组。共使用本书算法、人工术前测量和人工术中测量三种方法测量补片收缩后面积 $S_{shrinkage}$。

补片收缩率计算时，以已知的补片术前精确原始尺寸计算 $S_{original}$，以每种方法评估出的补片术后发生收缩时的面积作为 $S_{shrinkage}$，以 12 例补片收缩率计算结果的平均值作为每种方法所得的补片术后平均收缩率结果。三种方法所得的补片术后平均收缩率如表 4.3 所示。

表 4.3　对 12 例 LW 补片的术后平均收缩率评估结果

收缩率评估方法	收缩率
人工术中实际测量补片	30.5%
人工术前通过 ABUS 图像进行评估	31.2%
算法通过 ABUS 图像自动评估	39.7%

表 4.3 表明，在本组实验中，人工术前通过 ABUS 图像进行补片收缩率评估与本实验的金标准（人工术中实际测量补片）间的差距较小，主要是由于 ABUS 对 LW 补片成像时具有较高的有效性。而本章所提出的 LW 补片术后收缩率辅助评估算法与金标准之间的差异较大，主要是由于算法采用等分的图像块进行补片分类识别，而该方法易将位于补片边缘部分且补片所占面积不到 $0.5 cm^2$ 的待分类区域误判为不含 LW 补片，导致算法自动估算的补片收缩后面积相对实际值偏小，因此使算法自动估算的补片收缩率相对金标准偏大。

4.5　本　章　小　结

本章首先分析了人工检阅 ABUS 腹壁切口扫描图像时存在两个问题：①人工检阅 ABUS 腹壁切口扫描图像时需要花费巨大的时间和精力；②由于 LW 补片网状纹理相比呈低回声暗区的乳腺肿瘤区域更容易受斑点噪声的干扰，极易在人工检测过程中出现对靠近筋膜区域或者尺寸较小补片的漏诊。

针对上述问题，本章使用第 3 章提出的 ISRAD 斑点降噪算法作为 ABUS 图像预处理方法，以提高后续图像处理过程的速度和精确度。在此基础上，提出一套基于 ABUS 图像的切口疝轻量型植入补片计算机辅助检测与评估算法。为外科补片移除术提供先前植入补片的准确数据，并为补片术后收缩率、疝复发风险等预后评估提供客观依据。

本章采用模式识别的方法对 ABUS 图像切口区域进行筋膜和轻量型补片的分类识别，针对二维纹理参数对切口疝补片术后卷曲、收缩等空间变换敏感的问题，提出了应用三维纹理参数并辅以 ABUS 三维位置参数来分类识别切口疝轻量型植入补片的方法，通过补片分类识别实验证明了该方法的鲁棒性。

5 切口疝轻量型植入补片 ABUS 图像辅助诊断系统

当 ABUS 系统完成对扫描区域的图像采集后会自动将数据以 DICOM 文件形式传送至西门子 ABUS Workplace 影像工作站。通过 ABUS Workplace 软件系统可对 ABUS 采集数据进行多平面图像重建，并可根据超声医生在任意平面中选取的兴趣点进行多平面联合显示[60, 118]，极大地方便了超声医生对 ABUS 数据的浏览工作。但 ABUS Workplace 软件系统并不完全适用于本书工作：①ABUS Workplace 软件不能在 ABUS 系统影像工作站以外的计算机上进行安装，不便于本书中多名医生同时对 ABUS 影像数据的浏览工作；②ABUS Workplace 软件是针对乳腺病变诊断工作开发的专用软件，无法定制、添加适合本书需要的额外功能。

为了将本书提出的方法应用到切口疝轻量型植入补片 ABUS 临床诊断中，本章建立一套切口疝轻量型植入补片 ABUS 图像辅助诊断系统。系统不仅参照 ABUS Workplace 软件，实现对 ABUS 数据的多平面重建和联合显示功能，还将前几章提出的新方法集成到该系统中，包括第 3 章提出的基于各向异性扩散的 ABUS 图像斑点降噪算法以及第 4 章提出的基于 ABUS 图像的切口疝轻量型植入补片检测与评估算法。

切口疝轻量型植入补片 ABUS 图像辅助诊断系统采用 MATLAB 7.12 开发。根据本书实际需求，系统共包含 DICOM 文件读取、ABUS 图像多平面重建与联合显示、ABUS 图像斑点降噪、轻量型补片检测与评估四个功能模块。

5.1 DICOM 文件读取模块

为了便于影像信息的共享和交流，美国放射学会（American College of Radiology，ACR）和美国电气制造商协会（National Electrical Manufactures Association，NEMA）联合制定了医学数字图像存储和通信标准（digital imaging and communications in medicine，DICOM）[119]，其主要目的是在各种医疗影像产品之间提供一致性接口，以便更有效地在医学影像设备之间传输交换数字影像[120, 121]。目前，世界超声设备的主要供应商美国通用电气公司、飞利浦公司、西门子公司都宣布支持 DICOM 医学数字成像和通信的国际标准。

西门子公司的 ACUSON S2000 ABUS 系统使用的 DICOM 格式文件的后缀为“.dcm”，文件大小通常为 90～120MB。ABUS 的.dcm 文件主要由 DICOM

文件头和图像数据两大部分组成。文件头又分为文件引言和 DICOM 数据集两部分（图 5.1）。

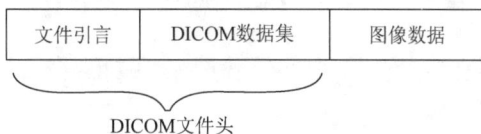

文件引言	DICOM数据集	图像数据

DICOM文件头

图 5.1 ABUS 的.dcm 文件结构

文件引言由 128 个全为 00H 的字节序列和一个长度为 4 字节的字符串"DICM"组成。ABUS 的 DICOM 数据集包含大量附加信息，如患者、医院信息，设备、厂商信息，成像参数，颜色类型等共计 94 条附加信息。图像数据部分存储的是 ABUS 扫描区域的 318 帧二维横断面图像序列，如图 5.2 所示。

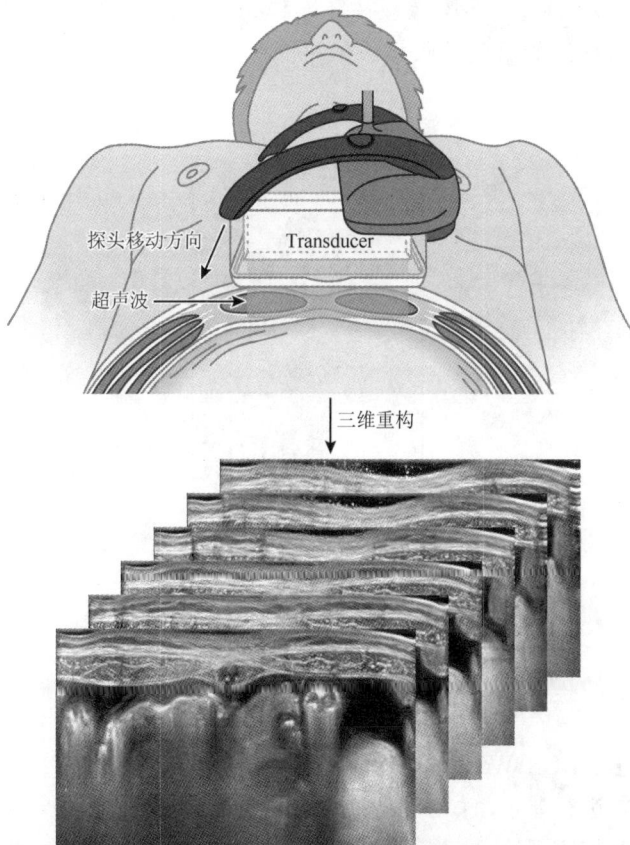

探头移动方向

Transducer

超声波

三维重构

图 5.2 ABUS 获取并重建的人体腹部横断面图像序列

本模块使用 MATLAB 7.12 作为编程工具。首先读取.dcm 文件的文件头，并从中提取后续研究所需的附加信息，然后顺序将所有 318 帧横断面二维图像读入内存以备 ABUS 图像多平面重建与联合显示模块调用。

5.2　ABUS 图像多平面重建与联合显示模块

5.2.1　人体的三个基本切面

解剖学规定人体有三个基本切面，它们与人体的三个基本轴相对应，分别称为横断面、矢状面和冠状面。如图 5.3 所示，横断面是横切直立人体、与地面平行的切面，也是本书 ABUS 探头最初通过线性移动扫描获得的原始切面。矢状面是将人体对称分为左右两部分的切面。冠状面是与人体面部平行、将人体分为前后两部分的切面。在人体腹部切口疝手术中，由于冠状面与手术操作平面平行，手术区域的冠状面图像往往能够作为手术的重要参考，所以冠状面成为外科医生在术前最想看到的医学成像平面。

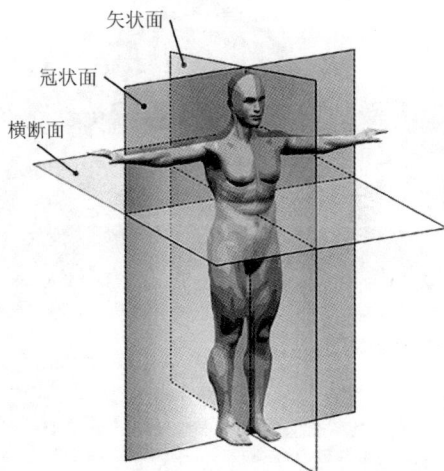

图 5.3　人体的三个基本切面示意图[122]

5.2.2　ABUS 数据的矩阵变换

通过西门子 ABUS Workplace 影像工作站，可以将 ABUS 数据按人体的三个基本切面的形式进行显示，如图 5.4（a）所示。为在 ABUS 图像多平面重建与联合显示模块中对应实现这一功能，本书首先将读入内存的 318 帧原始横断面图像进行矩阵变换，以获取相应的矢状面和冠状面图像，如图 5.4（c）和（d）所示。

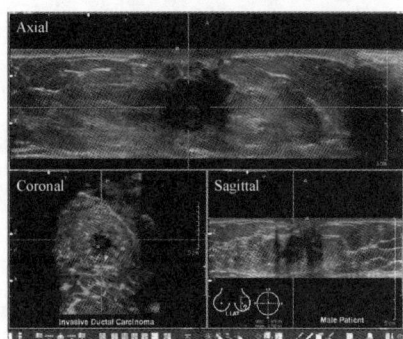

(a) ABUS数据在西门子 ABUS Workplace
影像工作站中的三平面联合显示界面

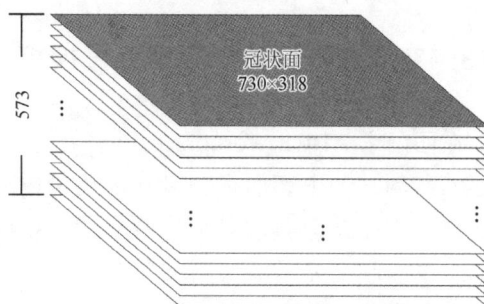

(b) 经矩阵变换得到的573帧冠状面图像
序列，每帧图像的尺寸为(730×318)像素

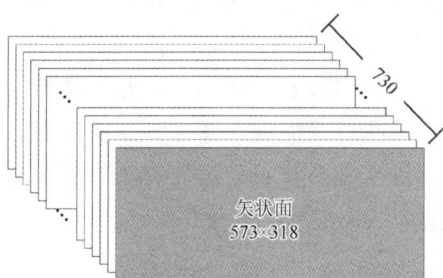

(c) 经矩阵变换得到的730帧矢状面图像
序列，每帧图像的尺寸为(573×318)像素

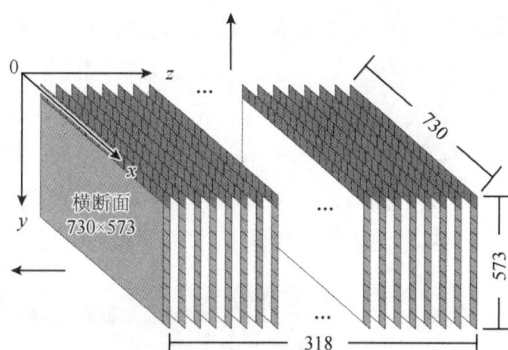

(d) 由ABUS采集并重建的318帧横断面图
像序列，每帧图像的尺寸为(730×573)像素

图 5.4   ABUS 数据的矩阵变换示意图

以图 5.4（d）所示容积尺寸为（730×573×318）体素的 ABUS 数据为例，其对应的 ABUS 扫描区域的物理尺寸为 154_{px}mm×30_{py}mm×168_{pz}mm。其中，px 是 ABUS 探头在 x 方向的有效宽度，为 154mm；pz 是 ABUS 探头在 z 方向的线性移动距离，为 168mm；py 是此例中 ABUS 探头在 y 方向的扫描深度，为 30mm。通过 MATLAB 将其读入计算机内存后构成一个尺寸为（730×573×318）像素的三维矩阵，如图 5.4（d）所示，730、573、318 分别对应于矩阵在 x、y、z 三个方向的尺寸。三维矩阵的 xy 平面存储的就是 318 帧分辨率为（730×573）像素的 ABUS 原始横断面图像序列。如图 5.4（c）所示，要获取相应的矢状面，则可以通过矩阵变换逐次取出三维矩阵的 yz 平面，就可以得到 730 帧分辨率为（573×318）像素的矢状面图像序列。如图 5.4（b）所示，要获取相应的冠状面，则可以通过矩阵变换逐次取出三维矩阵的 xz 平面，就可以得到 573 帧分辨率为（730×318）像素的冠状面图像序列。

5.2.3 空间点坐标与三平面序号换算

在西门子 ABUS Workplace 影像工作站操作界面中,用户除了可以通过滚动轴逐帧移动某一个切面视图以外,还可以通过鼠标点选任意切面视图中的一个兴趣点,程序就会自动对另外两个切面视图进行切换,即能够实现对任意兴趣点的三平面联合显示。如图 5.4(a)所示,横断面、矢状面和冠状面视图都同时联合聚焦于一个呈低回声像的乳腺肿瘤区域。

在本书 ABUS 图像多平面重建与联合显示模块中,由于已将 ABUS 数据构建为三维矩阵,所以给定任意空间兴趣点 f 的三维坐标 $f(x, y, z)$,就可以根据兴趣点的三维坐标实现三平面联合显示。如图 5.4(d)所示,空间兴趣点 f 的坐标 x 为相应的矢状面序号;坐标 y 为相应的冠状面序号;坐标 z 为相应的横断面序号。也就是说,给定兴趣点 f 的三维坐标 $f(x, y, z)$,提取出第 x 帧矢状面图像、第 y 帧冠状面图像和第 z 帧横断面图像,即可实现对兴趣点 f 的三平面联合显示(图 5.5)。图 5.5 中的①号框所示的就是兴趣点选取控件,而在三平面视图中深灰色十字坐标线指示的就是本模块实现的对疝囊中心点的联合显示。

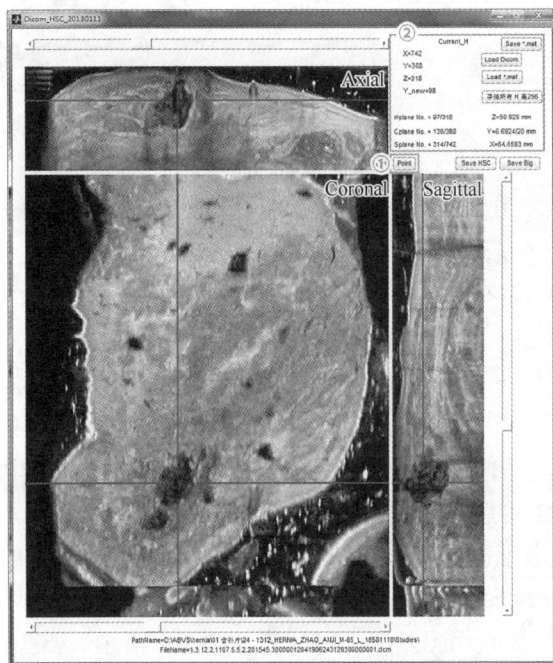

图 5.5　ABUS 图像多平面重建与联合显示模块视图
图中①号框所示的就是兴趣点选取控件,②号框所示的是对相关参数的提取

5.2.4　关键参数提取及换算

为便于后续病例分析及评估工作，本节除了获取.dcm 文件中的图像数据外，还提取了如表 5.1 所示的附加信息。为便于后续章节通过任意空间兴趣点 f 的三维坐标 $f(x, y, z)$ 来获知该点的实际三维度物理位置 $F(p_x, p_y, p_z)$，这里需要使用表 5.1 中第 8～13 项文件附加信息来计算 ABUS 体素在 x、y、z 三个方向的物理分辨率（Resolution_{xyz}）。计算公式总结如下：

$$\text{Resolution}_x = \frac{\text{PhysicalWidth}}{\text{Width}} \tag{5.1}$$

$$\text{Resolution}_y = \frac{\text{PhysicalHeight}}{\text{Height}} \tag{5.2}$$

$$\text{Resolution}_z = \frac{\text{PhysicalDepth}}{\text{NumberOfFrames}} \tag{5.3}$$

$$\begin{cases} p_x = x \times \text{Resolution}_x \\ p_y = y \times \text{Resolution}_y \\ p_z = z \times \text{Resolution}_z \end{cases} \tag{5.4}$$

表 5.1　本书所提取的.dcm 文件附加信息

序号	参数名	参数值（示例）	备注
1	AcquisitionDate	'20140219'	
2	AcquisitionTime	'142433.937000'	
3	PatientName	[1x1 struct]	
4	PatientID	'1312'	病例基本信息
5	PatientBirthDate	'19581118'	
6	PatientSex	'M'	
7	PatientAge	'56'	
8	Width	730	
9	Height	573	
10	NumberOfFrames	318	
11	PhysicalWidth	154	成像参数
12	PhysicalHeight	30	
13	PhysicalDepth	168	
14	BitDepth	8	
15	ColorType	'grayscale'	

以表 5.1 中的容积数据为例，计算结果为 $Resolution_x = 0.2110\text{mm/pixel}$，$Resolution_y = 0.0524\text{mm/pixel}$，$Resolution_z = 0.5283\text{mm/pixel}$。例如，给定一个空间坐标 $f(x, y, z) = f(100, 100, 100)$，其对应的实际三维物理位置 $F(p_x, p_y, p_z) = F(21.10\text{mm}, 5.24\text{mm}, 52.83\text{mm})$。

5.3　ABUS 图像斑点降噪模块

本模块集成了第 3 章提出的三维智能斑点降噪各向异性扩散算法（三维 ISRAD），可以实现对指定 ABUS 三维数据集的三维斑点降噪以及降噪结果的保存功能。

作为例子，图 5.6 显示出一例 ABUS 数据在使用三维 ISRAD 算法进行斑点降噪前后的效果对比。

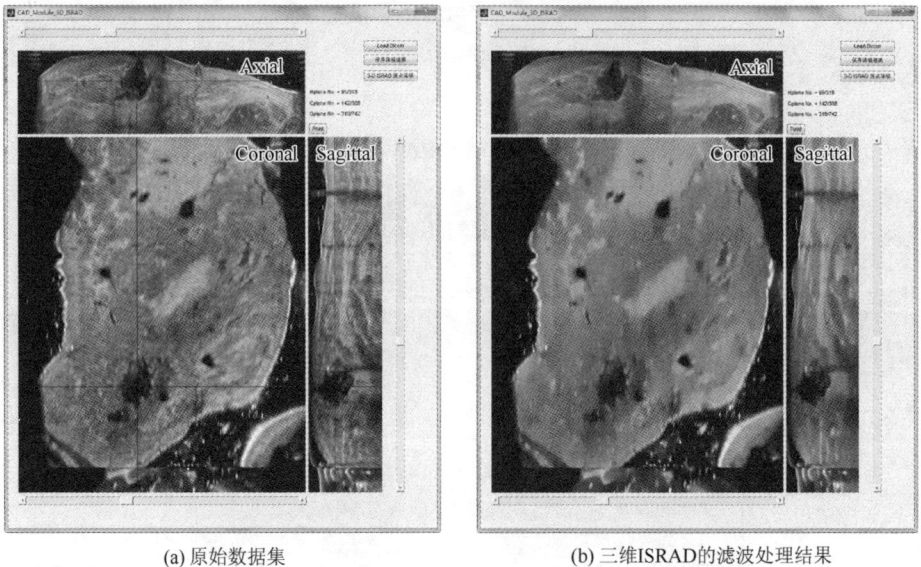

(a) 原始数据集　　　　　　　　　　　　(b) 三维ISRAD的滤波处理结果

图 5.6　一例 ABUS 数据使用三维 ISRAD 算法进行斑点降噪前后的效果对比

图 5.6（a）为原始数据集，可见在横断面、矢状面、冠状面内都包含明显的斑点噪声。图 5.6（b）为经三维 ISRAD 滤波处理后的结果。由图可见，斑点降噪过程使超声图像的同质区域变得非常平滑，这将显著提高分割或目标提取等后续图像处理任务的速度和精度；与此相反，在结构性边界及重要图像细节信息区域，如图中亮条状筋膜或腹部表层皮肤处，斑点降噪过程不仅没有模糊

边缘，甚至增强了图像边缘。这将有效保留类似轻量型补片在冠状面的网状纹理等重要细节信息，保障系统对轻量型补片与筋膜的有效区分。

5.4　轻量型补片检测与评估模块

本模块集成了第 4 章提出的基于 ABUS 图像的切口疝轻量型植入补片检测与评估算法。该模块首先实现对 ABUS 数据中待分类区域的自动提取和特征参数的计算。其次通过经训练的 SVM 分类器将待分类区域区分为补片区域或筋膜区域。最后基于待分类区域分类识别结果，对 ABUS 扫描区域内有无轻量型补片及补片相关诊断项目做出辅助评估。

作为例子，图 5.7 显示出一例 ABUS 数据的轻量型补片及疝囊检测结果。图中冠状面左下方的灰白色区域为第 4 章提出的快速疝囊检测定位算法对 ABUS 数据中疝囊液态内容物的检测结果，白色矩形框为本章轻量型补片检测算法对该例 ABUS 数据所含轻量型补片的自动分类识别结果。

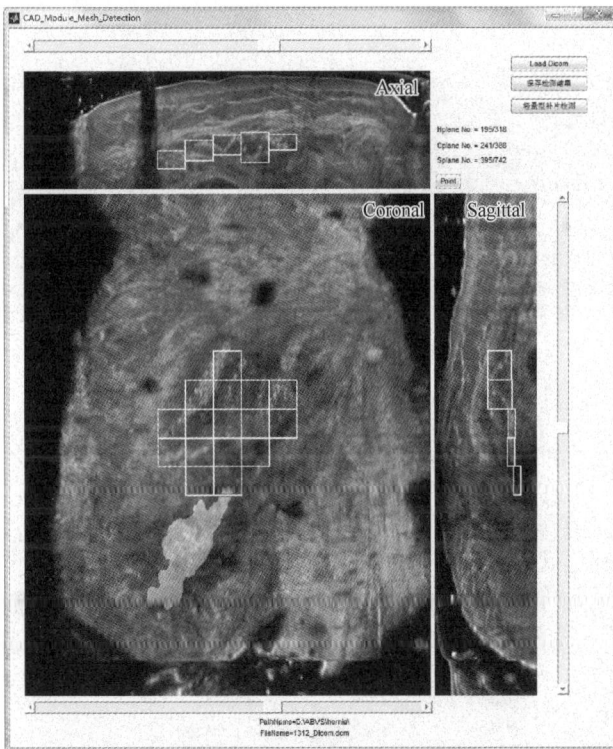

图 5.7　一例 ABUS 数据的轻量型补片及疝囊检测结果

5.5 本 章 小 结

本章使用 MATLAB 7.12 作为开发工具，构建了切口疝轻量型植入补片 ABUS 图像辅助诊断系统。不仅参照西门子 ABUS Workplace 软件实现了对 ABUS 数据的多平面重建和联合显示功能，还将第 3 章提出的基于各向异性扩散 的 ABUS 图像斑点降噪算法，以及第 4 章提出的基于 ABUS 图像的切口疝轻量 型植入补片检测与评估算法集成到系统中。

本章除了介绍系统的总体设计外，还对系统中的 DICOM 文件读取、ABUS 图像多平面重建与联合显示两项关键技术的实现方法进行了讨论。

6 总结与展望

6.1 结论与分析

切口疝是腹部手术后的常见并发症，使用补片修复腹壁缺损的方法已成为世界各地切口疝修复手术的标准程序。虽然补片的广泛使用降低了疝复发率，但也带来了多种需要通过补片诊断来评判的补片相关并发症，如补片感染、迁移、侵犯相邻组织，形成血肿、肠粘连、持续疼痛、疝复发等。因此，放射医师现在需要对越来越多的体内植入补片的患者进行影像检查，以确认补片相关并发症或其他补片问题。大多数补片相关并发症都需要进行手术治疗，而术前计划直接影响着手术结果。在术前通过医学成像获得详细的先前植入的补片信息能有效地指导外科手术和治疗。

轻量型补片相比重量型补片降低了聚丙烯含量且具有较大孔径，使其能够显著减少术后炎症反应并促进体内相邻组织更好地长入补片结构。基于异物残留最小化的补片发展趋势，使重量型补片正逐渐被轻量型补片替代。以往研究表明，由于轻量型补片相对于周围组织呈等密度，所以轻量型补片在 CT 成像中是不可见的。虽然 HHUS 已被证明能够识别射线可透过的异物，但以实践经验，它对于轻量型补片的识别并不总是可靠的。因此，本书提出了基于创新的 ABUS 技术的切口疝补片检测方法，并对 ABUS 图像受斑点噪声干扰问题和人工检阅 ABUS 图像时的低效问题进行了研究。主要的研究工作总结如下：

（1）针对二维超声无法准确检测切口疝轻量型植入补片的问题，提出了基于 ABUS 成像技术的切口疝补片检测方法。不仅结合腹壁切口疝及其补片治疗方法的特点，对该方法采用 ABUS 作为补片成像模式的硬件可行性进行了分析，还设计了离体和在体补片检测实验，从实际使用效果的角度验证了所提出的基于 ABUS 技术的切口疝补片检测与评估方法的有效性。

（2）以各向异性扩散为研究对象，探究影响扩散降噪性能的主要因素。针对该模型的参数估计困难和运算处理较为耗时的问题，结合 ABUS 图像斑点降噪的特殊性，提出了一种快速而有效的智能各向异性扩散斑点降噪算法。算法包括三个步骤：首先，使用改进型四叉树分解分析图像的纹理结构特征；其次，从分解结果中挑选出最优同质和典型异质区域；最后，扩散参数和扩散过程由这两个所选区域的属性进行自动确定。通过仿真和实际三维超声图像降噪实验证明了该算法的优越性。将该降噪算法用于 ABUS 图像降噪，可提高超声图像感兴趣区域自动提取的速度和精度；能加强轻量型补片冠状面网状纹理特征在分类识别补片与筋膜时的有效性。

（3）提出了一套基于 ABUS 图像的切口疝轻量型植入补片计算机辅助检测与评估算法，辅助医生提高对切口疝轻量型植入补片 ABUS 图像的浏览效率，减少人工检测过程中对靠近筋膜区域或者尺寸较小补片的漏诊。综合研究补片二维纹理特征、三维纹理特征及与 ABUS 成像参数相关的三维位置特征，提高了分类识别算法对补片术后卷曲、收缩等空间变换的鲁棒性。

（4）开发了一套包括 DICOM 文件读取、ABUS 图像多平面重建与联合显示、ABUS 图像斑点降噪、轻量型补片检测与评估四个功能模块的切口疝轻量型植入补片 ABUS 图像辅助诊断系统，可应用于临床中对切口疝轻量型植入补片的检测与评估。

6.2　研　究　展　望

本书对相应问题的研究工作取得了一定的成果，但从切口疝补片的临床诊断需求角度，尚有不少地方需要进一步的研究和扩展：

（1）对于切口疝补片的计算机辅助检测方法，虽在一定程度上提高了检测效率，但离实际临床应用的要求还有一定差距。

（2）基于待分类区域与疝囊液态内容物位置关系的环境特征提取，并不适用于所有病例。今后还可进行补片与疝口间的位置关系，以及开放手术的疤痕检测方面的研究。

（3）本书对于补片术后评估的研究还不够深入，只涉及补片术后收缩率计算的问题，今后还可在补片解剖学测量分析、补片移除术的虚拟手术规划等方面进行研究。

参 考 文 献

[1]   Cassar K，Munro A. Surgical treatment of incisional hernia[J]. British Journal of Surgery，2002，89（5）：
       534-545.

[2]   Mudge M，Hughes L E. Incisional hernia：A 10 year prospective study of incidence and attitudes[J]. British
       Journal of Surgery，1985，72（1）：70-71.

[3]   Bucknall T E，Cox P J，Ellis H. Burst abdomen and incisional hernia：A prospective study of 1129 major
       laparotomies[J]. British Medical Journal，1982，284（6320）：931-933.

[4]   Korenkov M，Paul A，Sauerland S，et al. Classification and surgical treatment of incisional hernia[J].
       Langenbecks Archives of Surgery，2001，386（1）：65-73.

[5]   邱健，阎立昆. 腹壁切口疝的诊治进展[J]. 中国普外基础与临床杂志，2003，（1）：77-79，82.

[6]   Schumpelick V，Klinge U，Junge K，et al. Incisional abdominal hernia：The open mesh repair[J]. Langenbecks
       Archives of Surgery，2004，389（1）：1-5.

[7]   Burger J W，Luijendijk R W，Hop W C，et al. J. Long-term follow-up of a randomized controlled trial of suture
       versus mesh repair of incisional hernia[J]. Annals of Surgery，2004，240（4）：578-583.

[8]   Matapurkar B G，Bhargave A，Dawson L，et al. Regeneration of abdominal wall aponeurosis：New dimension
       in Marlex peritoneal sandwich repair of incisional hernia[J]. World Journal of Surgery，1999，23（5）：446-450.

[9]   Rakic S，LeBlanc K A. The radiologic appearance of prosthetic materials used in hernia repair and a
       recommended classification[J]. American Journal of Roentgenology，2013，201（6）：1180-1183.

[10]   Girish G，Caoili E M，Pandya A，et al. Usefulness of the twinkling artifact in identifying implanted mesh after
       inguinal hernia repair[J]. Journal of Ultrasound in Medicine，2011，30（8）：1059-1065.

[11]   Millikan K W. Incisional hernia repair[J]. Surgical Clinics of North America，2003，83（5）：1223-1234.

[12]   Jamadar D A，Jacobson J A，Girish G，et al. Abdominal wall hernia mesh repair：Sonography of mesh and
       common complications[J]. Journal of Ultrasound in Medicine，2008，27（6）：907-917.

[13]   Olmi S，Scaini A，Cesana G C，et al. Laparoscopic versus open incisional hernia repair：An open randomized
       controlled study[J]. Surgical Endoscopy，2007，21（4）：555-559.

[14]   Moreno-Egea A，Alcaraz A C，Cuervo M C. Surgical options in lumbar hernia: Laparoscopic versus open repair.
       A long-term prospective study[J]. Surgical Innovation，2013，20（4）：331-344.

[15]   Daina P S，Tilney H S，Purkayastha S，et al. Outcomes following laparoscopic versus open repair of incisional
       hernia[J], World Journal of Surgery，2006，30（11）：2056-2064.

[16]   黄涛，张志雄，奚廷斐. 腹外疝补片材料的研究进展[J]. 生物医学工程与临床，2014，（3）：296-299.

[17]   Pott P P，Schwarz M L R，Gundling R，et al. Mechanical properties of mesh materials used for hernia repair and
       soft tissue Augmentation[J]. Plos One，2012，7（10）：e64978.

[18]   MEDLINE. Surgical mesh[EB/OL]. http：//www.medline.com/product/Surgical-Mesh[2013-8-23].

[19]   Loganathan A，Ainslie W G，Wedgwood K R. Initial evaluation of permacol bioprosthesis for the repair of

complex incisional and parastomal hernias[J]. The Surgeon，Journal of the Royal Colleges of Surgeons of Edinburgh and Ireland，2010，8（4）：202-205.

[20]　Qadri S J，Khan M，Wani S N，et al. Laparoscopic and open incisional hernia repair using polypropylene mesh — A comparative single centre study[J]. International Journal of Surgery，2010，8（6）：479-483.

[21]　Wolf M T，Carruthers C A，Dearth C L，et al. Polypropylene surgical mesh coated with extracellular matrix mitigates the host foreign body response[J]. Journal of Biomedical Materials Research Part A，2014，102（1）：234-246.

[22]　Group V H W，Breuing K，Butler C E，et al. Incisional ventral hernias：review of the literature and recommendations regarding the grading and technique of repair[J]. Surgery，2010，148（3）：544-558.

[23]　Deeken C R，Abdo M S，Frisella M M，et al. Physicomechanical evaluation of polypropylene，polyester，and polytetrafluoroethylene meshes for inguinal hernia repair[J]. Journal of the American College of Surgeons，2011，212（1）：68-79.

[24]　Konerding M A，Chantereau P，Delventhal V，et al. Biomechanical and histological evaluation of abdominal wall compliance with intraperitoneal onlay mesh implants in rabbits：A comparison of six different state-of-the-art meshes[J]. Medical Engineering and Physics，2012，34（7）：806-816.

[25]　Cobb W S，Kercher K W，Heniford B T. The argument for lightweight polypropylene mesh in hernia repair[J]. Surgical Innovation，2005，12（1）：63-69.

[26]　Bringman S，Wollert S，Osterberg J，et al. Three-year results of a randomized clinical trial of lightweight or standard polypropylene mesh in lichtenstein repair of primary inguinal hernia[J]. British Journal of Surgery，2006，93（9）：1056-1059.

[27]　Bellon J M. Role of the new lightweight prostheses in improving hernia repair[J]. Cirugia Espanola，2009，85（5）：268-273.

[28]　Cobb W S，Burns J M，Peindl R D，et al. Textile analysis of heavy weight，mid-weight，and light weight polypropylene mesh in a porcine ventral hernia model[J]. Journal of Surgical Research，2006，136（1）：1-7.

[29]　Conze J，Rosch R，Klinge U，et al. Polypropylene in the intra-abdominal position：Influence of pore size and surface area[J]. Hernia，2004，8（4）：365-372.

[30]　Klosterhalfen B，Junge K，Klinge U. The lightweight and large porous mesh concept for hernia repair[J]. Expert Review of Medical Devices，2005，2（1）：103-117.

[31]　Klinge U，Park J K，Klosterhalfen B. The ideal mesh?[J]. Pathobiology，2013，80（4）：169-175.

[32]　Falagas M E，Kasiakou S K. Mesh-related infections after hernia repair surgery[J]. Clinical Microbiology and Infection，2005，11（1）：3-8.

[33]　Silvestre A C，de Mathia G B，Fagundes D J，et al. Shrinkage evaluation of heavyweight and lightweight polypropylene meshes in inguinal hernia repair：A randomized controlled trial[J]. Hernia，2011，15（6）：629-634.

[34]　Beldi G，Wagner M，Bruegger L E，et al. Mesh shrinkage and pain in laparoscopic ventral hernia repair：A randomized clinical trial comparing suture versus tack mesh fixation[J]. Surgical Endoscopy，2011，25（3）：749-755.

[35]　Schoenmaeckers E J，van der Valk S B，van den Hout H W，et al. Computed tomographic measurements of mesh shrinkage after laparoscopic ventral incisional hernia repair with an expanded polytetrafluoroethylene mesh[J]. Surgical Endoscopy，2009，23（7）：1620-1623.

[36]　Aguirre D A，Santosa A C，Casola G，et al. Abdominal wall hernias：Imaging features，complications，and

diagnostic pitfalls at multi-detector row CT[J]. Radiographics，2005，25（6）：1501-1520.

[37] Kuehnert N，Kraemer N A，Otto J，et al. In vivo MRI visualization of mesh shrinkage using surgical implants loaded with superparamagnetic iron oxides[J]. Surgical Endoscopy，2012，26（5）：1468-1475.

[38] Jamadar D A，Jacobson J A，Morag Y，et al. Characteristic locations of inguinal region and anterior abdominal wall hernias：Sonographic appearances and identification of clinical pitfalls[J]. American Journal of Roentgenology，2007，188（5）：1356-1364.

[39] Parra J A. Prosthetic mesh used for inguinal and ventral hernia repair：Normal appearance and complications in ultrasound and CT[J]. British Journal of Radiology，2004，77（915）：261-265.

[40] Jain N，Goyal N，Mukherjee K，et al. Ultrasound of the abdominal wall：What lies beneath?[J]. Clinical Radiology，2013，68（1）：85-93.

[41] Jamadar D A，Franz M G. Inguinal region hernias[J]. Ultrasound Clinics，2007，2（4）：711-725.

[42] Jamadar D A，Jacobson J A，Morag Y，et al. Sonography of inguinal region hernias[J]. American Journal of Roentgenology，2006，187（1）：185-190.

[43] 张青萍，周玉清，乐桂蓉，等. 静态结构三维超声成像临床应用研究[J]. 中华超声影像学杂志，1998，（1）：4-7.

[44] Nelson T R，Pretorius D H. Three-dimensional ultrasound imaging[J]. Ultrasound in Medicine and Biology，1998，24（9）：1243-1270.

[45] Fenster A，Downey D B，Cardinal H N. Three-dimensional ultrasound imaging[J]. Physics in Medicine and Biology，2001，46（5）：R67-R99.

[46] Fenster A，Downey D B. 3-D ultrasound imaging：A review[J]. IEEE Engineering in Medicine and Biology Magazine，1996，15（6）：41-51.

[47] Wells P N T，Treece G M，Gee A H，et al. Three-dimensional ultrasound imaging[J]. Proceedings of the Institution of Mechanical Engineers，Part H：Journal of Engineering in Medicine，2010，224（2）：193-223.

[48] Tan T，Huisman H，Platel B，et al. Classification of breast lesions in automated 3D breast ultrasound[C]. SPIE Medical Imaging，2011：79630X-79630X-79636.

[49] Lin X，Wang J，Han F，et al. Analysis of eighty-one cases with breast lesions using automated breast volume scanner and comparison with handheld ultrasound[J]. European Journal of Radiology，2012，81（5）：873-878.

[50] Golatta M，Franz D，Harcos A，et al. Interobserver reliability of automated breast volume scanner（ABVS）interpretation and agreement of ABVS findings with hand held breast ultrasound（HHUS），mammography and pathology results[J]. European Journal of Radiology，2013，82（8）：e332-e336.

[51] Wojcinski S，Farrokh A，Hille U，et al. The automated breast volume scanner（ABVS）：Initial experiences in lesion detection compared with conventional handheld B-mode ultrasound：A pilot study of 50 cases[J]. International Journal of Women's Health，2011：3337-3346.

[52] Arleo E K，Saleh M，Ionescu D，et al. Recall rate of screening ultrasound with automated breast volumetric scanning（ABVS）in women with dense breasts：A first quarter experience[J]. Clinical Imaging，2014，38（4）：439-444.

[53] Skaane P，Gullien R，Eben E B，et al. Interpretation of automated breast ultrasound（ABUS）with and without knowledge of mammography：A reader performance study[J]. Acta Radiologica，2015，56（4）：404.

[54] Wojcinski S，Gyapong S，Farrokh A，et al. Diagnostic performance and inter-observer concordance in lesion detection with the automated breast volume scanner（ABVS）[J]. BMC Medical Imaging，2013，13（1）：1-12.

[55] Kim Y W，Kim S K，Youn H J，et al. The clinical utility of automated breast volume scanner：A pilot study of 139 cases[J]. Journal of Breast Cancer，2013，16（3）：329-334.

[56] Diao X H，Chen Y，Chen L，et al. Automated volume scanner system ultrasonography for evaluation of varicose veins of the lower extremities[J]. Journal of International Medical Research，2012，40（6）：2160-2166.

[57] Diao X，Chen Y，Qiu Z，et al. Diagnostic value of an automated breast volume scanner for abdominal hernias[J]. Journal of Ultrasound in Medicine，2014，33（1）：39-46.

[58] Fang L，Chen L，Wang W P，et al. Diagnostic value of automated 3D ultrasound for incisional hernia[J]. Ultrasound in Medicine and Biology，2014，40（9）：1966-1972.

[59] AG S. ACUSON S2000 自动乳腺容积扫描系统使用说明[M]. Mountain View：Siemens AG，2010.

[60] Tozaki M，Isobe S，Yamaguchi M，et al. Optimal scanning technique to cover the whole breast using an automated breast volume scanner[J]. Japanese Journal of Radiology，2010，28（4）：325-328.

[61] Chen L，Chen Y，Diao X H，et al. Comparative study of automated breast 3-D ultrasound and handheld B-mode ultrasound for differentiation of benign and malignant breast masses[J]. Ultrasound in Medicine and Biology，2014，39（10）：1735-1742.

[62] Wang Z L，Xu J H，Li J L，et al. Comparison of automated breast volume scanning to hand-held ultrasound and mammography[J]. Radiologia Medica，2012，117（8）：1287-1293.

[63] Tan T，Platel B，Mus R，et al. Computer-aided detection of cancer in automated 3-D breast ultrasound[J]. IEEE Transactions on Medical Imaging，2013，32（9）：1698-1706.

[64] Chang R F，Chang-Chien K C，Takada E，et al. Rapid image stitching and computer-aided detection for multipass automated breast ultrasound[J]. Medical Physics，2010，37（5）：2063.

[65] Moon W K，Lo C M，Huang C S，et al. Computer-aided diagnosis based on speckle patterns in ultrasound images[J]. Ultrasound in Medicine and Biology，2012，38（7）：1251-1261.

[66] Chen J H，Huang C S，Chien K C C，et al. Breast density analysis for whole breast ultrasound images[J]. Medical Physics，2009，36（11）：4933.

[67] Lo C M，Chen R T，Chang Y C，et al. Multi-dimensional tumor detection in automated whole breast ultrasound using topographic watershed[J]. IEEE Transactions on Medical Imaging，2014，33（7）：1503-1511.

[68] Moon W K，Lo C M，Chang J M，et al. Computer-aided classification of breast masses using speckle features of automated breast ultrasound images[J]. Medical Physics，2012，39（10）：6465-6473.

[69] Moon W K，Lo C M，Chen R T，et al. Tumor detection in automated breast ultrasound images using quantitative tissue clustering[J]. Medical Physics，2014，41（4）：042901.

[70] Moon W K，Shen Y W，Bae M S，et al. Computer-aided tumor detection based on multi-scale blob detection algorithm in automated breast ultrasound images[J]. IEEE Transactions on Medical Imaging，2013，32（7）：1191-1200.

[71] Tan T. Computer-aided lesion diagnosis in automated 3-D breast ultrasound using coronal spiculation[J]. IEEE Transactions on Medical Imaging，2012，31（5）：1034-1042.

[72] Tan T，Platel B，Hicks M，et al. Finding lesion correspondences in different views of automated 3D breast ultrasound[J]. Medical Imaging 2013：Computer-Aided Diagnosis，2013，867086701N.

[73] Tan T，Platel B，Mann R M，et al. Chest wall segmentation in automated 3D breast ultrasound scans[J]. Medical Image Analysis，2013，17（8）：1273-1281.

[74] Tan T，Platel B，Mus R，et al. Detection of breast cancer in automated 3D breast ultrasound[J]. Medical Imaging

2012：Computer-Aided Diagnosis，2012，8315831505.

[75]　Tan T，Platel B，Twellmann T，et al. Evaluation of the effect of computer-aided classification of benign and malignant lesions on reader performance in automated three-dimensional breast ultrasound[J]. Academic Radiology，2013，20（11）：1381-1388.

[76]　Fleiss J L，Cohen J. The equivalence of weighted kappa and the intraclass correlation coefficient as measures of reliability[J]. Educational and Psychological Measurement，1973，33（3）：613-619.

[77]　Seigel D G，Podgor M J，Remaley N A. Acceptable values of Kappa for comparison of two groups[J]. American Journal of Epidemiology，1992，135（5）：571-578.

[78]　Perona P，Malik J. Scale-space and edge-detection using anisotropic diffusion[J]. IEEE Transactions on Pattern Analysis and Machine Intelligence，1990，12（7）：629-639.

[79]　Gutiérrezbecker B，Arámbula C F，Guzman Huerta M E，et al. Automatic segmentation of the fetal cerebellum on ultrasound volumes，using a 3D statistical shape model[J]. Medical and Biological Engineering and Computing，2013，51（9）：1021-1030.

[80]　余锦华，汪源源. 基于各向异性扩散的图像降噪算法综述[J]. 电子测量与仪器学报，2011，25（2）：105-116.

[81]　余锦华，汪源源. 基于EM算法参数估计的各向异性扩散超声图像的去噪[J]. 航天医学与医学工程，2007，20（3）：198-204.

[82]　Yu Y，Acton S T. Speckle reducing anisotropic diffusion[J]. IEEE Transactions on Image Processing，2002，11（11）：1260-1270.

[83]　Sun Q，Hossack J A，Tang J，et al. Speckle reducing anisotropic diffusion for 3D ultrasound images[J]. Computerized Medical Imaging and Graphics，2004，28（8）：461-470.

[84]　Aja-Fernández S，Alberola-Lopez C. On the estimation of the coefficient of variation for anisotropic diffusion speckle filtering[J]. IEEE Transactions on Image Processing，2006，15（9）：2694-2701.

[85]　Yu Y J，Acton S T. Edge detection in ultrasound imagery using the instantaneous coefficient of variation[J]. IEEE Transactions on Image Processing，2004，13（12）：1640-1655.

[86]　Aja-Fernández S，Vegas-Sánchez-Ferrero G，Martín-Fernández M，et al. Automatic noise estimation in images using local statistics. Additive and Multiplicative Cases[J]. Image and Vision Computing，2009，27（6）：756-770.

[87]　Samet H. The quadtree and related hierarchical data structures[J]. Computing Surveys，1984，16（2）：187-260.

[88]　Jagadeesh P，Nagabhushan P，Kumar R P. A novel image scrambling technique based on information entropy and quad tree decomposition[J]. International Journal of Computer Science Issues，2013，10（2）：285-294.

[89]　Muhsin Z F，Rehman A，Altameem A，et al. Improved quadtree image segmentation approach to region information[J]. Imaging Science Journal，2014，62（1）：56-62.

[90]　Otsu N. A threshold selection method from gray-level histograms[J]. IEEE Transactions on Systems，Man，and Cybernetics，1979，9（1）：62-66.

[91]　Yu T，Bashford G. Two-dimensional blood flow velocity estimation using ultrasound speckle pattern dependence on scan direction and a-line acquisition velocity[J]. IEEE Transactions on Ultrasonics Ferroelectrics and Frequency Control，2013，60（5）：898-908.

[92]　Ward J E，Kelly D P，Sheridan J T. Three-dimensional speckle size in generalized optical systems with limiting apertures[J]. Journal of the Optical Society of America a-Optics Image Science and Vision，2009，26（8）：1855-1864.

[93]　Zhang G，Wu Z，Li Y. Speckle size of light scattered from 3D rough objects[J]. Optics Express，2012，20（4）：

4726-4737.

[94] Canny J. A computational approach to edge detection[J]. IEEE Transactions on Pattern Analysis and Machine Intelligence, 1986, 8（6）: 679-698.

[95] Yu J H, Tan J L, Wang Y Y. Ultrasound speckle reduction by a SUSAN-controlled anisotropic diffusion method[J]. Pattern Recognition, 2010, 43（9）: 3083-3092.

[96] Zhang F, Yoo Y M, Koh L M, et al. Nonlinear diffusion in Laplacian pyramid domain for ultrasonic speckle reduction[J]. IEEE Transactions on Medical Imaging, 2007, 26（2）: 200-211.

[97] Zhang Q, Han H, Ji C, et al. Gabor-based anisotropic diffusion for speckle noise reduction in medical ultrasonography[J]. Journal of the Optical Society of America a-Optics Image Science and Vision, 2014, 31（6）: 1273-1283.

[98] Wang Z, Bovik A C, Sheikh H R, et al. Image quality assessment: from error visibility to structural similarity[J]. IEEE Transactions on Image Processing, 2004, 13（4）: 600-612.

[99] Pizurica A, Philips W, Lemahieu I, et al. A versatile wavelet domain noise filtration technique for medical imaging[J]. IEEE Transactions on Medical Imaging, 2003, 22（3）: 323-331.

[100] 张艳玲, 刘桂雄, 曹东, 等. 数学形态学的基本算法及在图像预处理中应用[J]. 科学技术与工程, 2007, （3）: 356-359.

[101] Soh L K, Tsatsoulis C. Texture analysis of SAR sea ice imagery using gray level co-occurrence matrices[J]. IEEE Transactions on Geoscience and Remote Sensing, 1999, 37（2）: 780-795.

[102] Clausi D A. An analysis of co-occurrence texture statistics as a function of grey level quantization[J]. Canadian Journal of Remote Sensing, 2002, 28（1）: 45-62.

[103] Haralick R M, Shanmugam K, Dinstein I H. Textural features for image classification[J]. IEEE Transactions on Systems, Man and Cybernetics, 1973, SMC-3（6）: 610-621.

[104] Chaudhuri B B, Sarkar N. Texture segmentation using fractal dimension[J]. IEEE Transactions on Pattern Analysis and Machine Intelligence, 1995, 17（1）: 72-77.

[105] Sarkar N, Chaudhuri B B. An efficient differential box-counting approach to compute fractal dimension of image[J]. IEEE Transactions on Systems, Man and Cybernetics, 1994, 24（1）: 115-120.

[106] Chen W, Giger M L, Li H, et al. Volumetric texture analysis of breast lesions on contrast-enhanced magnetic resonance images[J]. Magnetic Resonance in Medicine, 2007, 58（3）: 562-571.

[107] Chen W S, Huang R H, Hsieh L. Iris recognition using 3D co-occurrence matrix[J]. Advances in Biometrics, 2009, 5558: 1122-1131.

[108] Beyenal H, Donovan C, Lewandowski Z, et al. Three-dimensional biofilm structure quantification[J]. Journal of Microbiological Methods, 2004, 59（3）: 395-413.

[109] Tang D, Marangoni A G. 3D fractal dimension of fat crystal networks[J]. Chemical Physics Letters, 2006, 433（1-3）: 248-252.

[110] Kontos D, Bakic P R, Carton A K, et al. Parenchymal texture analysis in digital breast tomosynthesis for breast cancer risk estimation: A preliminary study[J]. Academic Radiology, 2009, 16（3）: 283-298.

[111] Li H, Jiang T, Zhang K. Efficient and robust feature extraction by maximum margin criterion[J]. IEEE Transactions on Neural Networks, 2006, 17（1）: 157-165.

[112] Gunal S, Gerek O N, Ece D G, et al. The search for optimal feature set in power quality event classification[J]. Expert Systems with Applications, 2009, 36（7）: 10266-10273.

[113] Suykens J A K，Vandewalle J. Least squares support vector machine classifier[J]. Neural Processing Letters，1999，9（3）：293-300.

[114] Vapnik V，Golowich S E，Smola A. Support vector method for function approximation，regression estimation，and signal processing[J]. Advances in Neural Information Processing Systems，1997，9：281-287.

[115] Amid P K. Classification of biomaterials and their related complications in abdominal wall hernia surgery[J]. Hernia，1997，1（1）：15-21.

[116] Carter P R，LeBlanc K A，Hausmann M G，et al. Does expanded polytetrafluoroethylene mesh really shrink after laparoscopic ventral hernia repair?[J]. Hernia，2012，16（3）：321-325.

[117] Klinge U，Klosterhalfen B，Muller M，et al. Foreign body reaction to meshes used for the repair of abdominal wall hernias[J]. European Journal of Surgery，1999，165（7）：665-673.

[118] AG S. ABUS Workplace Operator Manual[M]. Muenchen：Siemens AG，2009.

[119] Pianykh O S. Digital Imaging and Communications in Medicine（DICOM）[M]. Berlin：Springer，2012.

[120] 全海英，杨源，张歆东，等. DICOM 数据集与 DCM 文件格式[J]. 计算机应用，2001，（S1）：145-146.

[121] Tucker D M，Suitor C T，Shepard S J，et al. A digital imaging and communications in medicine（DICOM）print service for chest imaging[J]. Journal of Digital Imaging，1997，10（3）：120-125.

[122] Terms L G. Transverse，sagittal and coronal planes[EB/OL]. http：//quizlet.com/4333873/lab-general-terms-flash-cards[2013-2-23].

附录 1 缩 略 语

A	ABUS	automated 3-D breast ultrasound	自动化三维乳腺超声
	AD	anisotropic diffusion	各向异性扩散
	AEV	absolute error of variance	方差的绝对差值
C	CAD	computed-aided diagnosis	计算机辅助诊断
	CI	confidence interval	置信区间
	CT	computed tomography	计算机断层成像
D	DBC	distance between class	类间距
	DFT	discrete Fourier transform	离散傅里叶变换
	DICOM	digital imaging and communications in medicine	医学数字图像存储和通信标准
	DPAD	detail preserving anisotropic diffusion	细节保留各向异性扩散
E	e-PTFE	expended polytetrafluoroethylene	膨体聚四氟乙烯
F	FD	fractal dimension	分形维数
	FFT	fast Fourier transform	快速傅里叶变换
	FN	false negative	假阴性
	FP	false positive	假阳性
	FOM	figure-of-merit	图像佳数
	FWHM	full width at half maximum	半峰全宽
G	GLCM	gray level co-occurrence matrix	灰度共生矩阵
H	HHUS	Hand-held ultrasound	手持超声
	HW	heavyweight	重量型
I	ICOV	instantaneous coefficient of variation	瞬时变化系数
	IH	incisional hernia	切口疝
	IPOM	intraperitoneal onlay mesh	腹腔内补片植入法
	ISRAD	intelligent speckle reducing anisotropic diffusion	智能斑点降噪各向异性扩散

L	LIHR	laparoscopic incisional hernia repair	腹腔镜切口疝修补术
	LW	lightweight	轻量型
M	MAD	median absolute deviation	中值绝对偏差
	MAE	mean absolute error	平均绝对误差
	MRI	magnetic resonance imaging	磁共振成像
	MS	mesh shrinkage	补片收缩率
	MSE	mean square error	均方误差
	MW	mediumweight	中量型
N	NPV	negative predictive values	阴性预测价值
O	OCT	optical coherence tomography	光学相干断层扫描
	OIHR	open incisional hernia repair	开放切口疝修补术
P	PAW	per acreage weight	单位面积重量
	PDE	partial differential equation	偏微分方程
	PP	polypropylene	聚丙烯
	PPV	positive predictive values	阳性预测价值
Q	QT	quadtree	四叉树
R	ROI	region of interest	感兴趣区域
S	SAR	synthetic aperture radar	合成孔径雷达
	SFS	sequential forward selection	顺序前进搜索
	SNR	signal-to-noise ratio	信噪比
	SRAD	speckle reducing anisotropic diffusion	斑点降噪各向异性扩散
	SSIM	structure similarity	结构相似度
	SVM	support vector machine	支持向量机
T	TFR	tension-free repair	无张力修补术
U	US	ultrasound	超声
V	VOI	volume of interest	感兴趣容积/三维感兴趣区域
	VRR	variance reduction ratio	方差减小率

附录 2 三维 ISRAD 算法源代码

%智能斑点降噪各向异性扩散（intelligent speckle reducing anisotropic diffusion, ISRAD）
%3D_ISRAD_20140923_vol（）.m

```
function [vol, q0ISrad] = 3D_ISRAD_20140923_vol_q0（vol,
lambda, niter, rectVarMin, rectPageNo）
%input:
%vol: vol_original；要求为 [0，1]double 型
%lambda: time step;
%niter: iterations
%rectVarMin: rect of VarMin
%rectPageNo: rect 所在的 Hplane 帧编号
%
%output:
%vol: vol_SRAD  uint8 型

Icenter = HSC_data（:,:, 1, 159）;

%% 自动选择 最优同质区域和最不同质区域
heteroBS = 128
HIST = graythresh（Icenter）%由最大类间方差二值化自动确定二值
化阈值  Global image threshold using Otsu's method

[VarMin_rect，VarMax_rect] = homogeneous_heterogeneous_
20140715（Icenter, HIST, heteroBS）;
I_VarMin = imcrop（Icenter, VarMin_rect）;
I_VarMax = imcrop（Icenter, VarMax_rect）;
%% 以 I_VarMin 为 rect 对最优同质区域和最不同质区域做单独降噪实验
```

```
I = I_VarMax;
Ir = I_VarMin; %rect

I = im2double (I);
Ir = im2double (Ir);

% indices (using boudary conditions)
[M, N] = size (I);
iN = [1, 1: M-1];
iS = [2: M, M];
jW = [1, 1: N-1];
jE = [2: N, N];

[Mr, Nr] = size (Ir);
iNr = [1, 1: Mr-1];
iSr = [2: Mr, Mr];
jWr = [1, 1: Nr-1];
jEr = [2: Nr, Nr];

%get an area of uniform speckle
%log uncompress the image and eliminate zero value pixels.
I = exp (I);
Ir = exp (Ir);

%% 4
Iter = 0;
```

% 测算 I VarMax 的初始方差（该值为 exp 后的）--

```
Std_homo = std (Ir (:)); % Ir 为 exp (I_VarMin) 同质区域初始
```
时的方差
```
Std_IterDifference = 1; % 两次迭代间的 I_VarMin 方差差额
Std_homo_SRAD (1) = Std_homo;
Cov_homo = Cov (Ir (:)); % Ir 为 exp (I_VarMin) 同质区域初始
```

时的方差

```
Cov_IterDifference = 1; % 两次迭代间的 I_VarMin 方差差额
Cov_homo_SRAD（1）= Cov_homo;


%% 3-D data
[M N K] = size（vol）; % = [高 rows 宽 cols 帧数 pags] = [Y X Z]
iN = [1, 1: M-1];        %1, 1, 2, 3, ..., 817, 818, 819; 1*820
```

double 的行向量，共 820 个元素

```
iS = [2: M, M];         %2, 3, 4, 5, ..., 819, 820, 820; 1*820
```

double 的行向量，共 820 个元素

```
jW = [1, 1: N-1];        %1, 1, 2, 3, ..., 747, 748, 749; 1*750
```

double 的行向量，共 750 个元素

```
jE = [2: N, N];          %2, 3, 4, 5, ..., 749, 750, 750; 1*750
```

double 的行向量，共 750 个元素

```
%3D---------------
kFB = [1, 1: K, K];  % 1, 1, 2, 3, 4, 5, 6, 7, 8, 9, 10, 11,
```

11; vol 中总共有 11 张图片;

```
%%log uncompress the image and eliminate zero value
pixels.-对数解压图像并消除零值像素
for p = 1: K
    I = vol（:,:, p）;
    vol（:,:, p）= exp（I）;
end


vol_iter = double（zeros（M, N, K））; %iter temp vol 存放内层
```

循环中每次 iter 所得的临时 SRAD 结果

```
%%4    wait bar
hwait = waitbar（0, 'Diffusing Image'）;
%Starting from the left upper corner of the image, select
a 3x3 pixel
%neighbourhood and compute a % new greyscale value
according to（2.16）
```

```
% main algorithm ── 主算法
for iter = 1: niter
    iter          % 显示当前循环编号
% speckle scale function
Iuniform = imcrop (vol (:,:, rectPageNo), rectVarMin);
q0 = std (Iuniform (:)) /mean (Iuniform (:));
q0_squared = q0^2; %q0_squared = [q0 (t) ]^2; q02-equ36 的
```
平方（q0 的平方值），
```
                        % 因为之后 equ33 中要用的都是 q0^2
q0ISrad (iter) = q0;


for p = 1: K                           % 从前往后，每次取出 3 张
```
连续的 Hplane 图像来运算
```
        pp = K+3-p;                            % 对循环计数器取反   %
kFB = [1, 1: K, K];
        Page1 = vol (:,:, kFB (pp-2)); % 从后到前，每次取出 3 张
```
连续的 plane 图像来运算
```
        Page2 = vol (:,:, kFB (pp-1));
        Page3 = vol (:,:, kFB (pp));
% differences-偏差，差异
        dN = Page2 (iN,:) -Page2;       % N，北，上
        dS = Page2 (iS,:) -Page2;       % S，南，下
        dW = Page2 (:, jW) -Page2;       % W，西，左
        dE = Page2 (:, jE) -Page2;       % E，东，右
        dF = Page1-Page2;                % front 前一帧图片-当
```
前处理图片 Page2
```
                                        % 这里的 I_f 和 1_b 信
```
号也应该是跟随循环，像 I 一样每次更新的。
```
        dB = Page3-Page2;                % back 后一帧图片-当前处
```
理图片 Page2
```
% normalized discrete gradient magnitude squared  (equ
52, 53) -归一化离散梯度大小的平方
        %       2D_SRAD: G2 = (dN.^2+dS.^2+dW.^2+dE.^2) ./
(I.^2+eps);
```

% G2 =（|△I|/I）^2；（eps，浮点相对精度，加这个是在 Yu 的 SRAD 混编代码中没有的）

```
        G2 = ( dN.^2+dS.^2+dW.^2+dE.^2+dF.^2+dB.^2 ) ./
(Page2.^ 2+eps);
```

%normalized discrete laplacian （equ 54）— 归一化离散拉普拉斯算子

```
    %     2D_SRAD：L =（dN+dS+dW+dE）./（I+eps）；% L =（△
I）^2/I；
        L =（dN+dS+dW+dE+dF+dB）./（Page2+eps）；% L =（△I）
^2/I；
```

%ICOV（equ 31/35）-瞬时变异系数（公式 31 和公式 35 是一样的） [q（x，y；t）]^2

```
    %     2D_SRAD：num =（.5 * G2）-（(1/16) * (L.^2))；
% equ31/35 中根号内的分子
        num =（(1/3) * G2）-（(1/36) * (L.^2))；% equ31/35 中
根号内的分子
```

%equ31/35 中根号内的分母（den35 代表公式 35 的分母；denominator：分母）

```
    %     2D_SRAD：den35 =（1+（(1/4) *L））.^2；
        den35 =（1+（(1/6) *L））.^2；
```

%q_squared = [q（x，y；t）]^2；equ31/35 的平方（即没有开方）

```
    %     2D_SRAD：q_squared = num ./（den35+eps）；
        q_squared = num ./（den35+eps）；% q_squared = [q（x，
y；t）]^2；equ31/35 的平方（即没有开方）
```

%eps-Floating-point relative accuracy-浮点相对精度

```
        %diffusion coefficient （equ 33） — c（q）扩散系数
        %     2D_SRAD：den33 =（q_squared-q0_squared）./
（q0_squared*（1+q0_squared）+eps）；
        den33 =（q_squared-q0_squared）./（q0_squared*
（1+q0_squared）+eps）；
        % q_squared = [q(x，y；t)]^2；q0_squared = [q0(t)]^2；
（den33 代表公式 33 的分母；
```

%equ33 中的 c（q）扩散系数

```
        c = 1 ./（1+den33）；
```

```
    %divergence（equ 58）— 散度
            cS = c（iS,:）;                       % 将 c（q）在南面（下方）
加 1 行；即将 c（q）垂直向上移动 1 行
            cE = c（:, jE）;                       % 将 c（q）在东面（右方）
加 1 列；即将 c（q）水平向左移动 1 列
            if p = = 1    % 第一次循环
            cB = c;
        else
            cB = cBack_iter;    % 这里是应该用后一帧的 c    %这里的 c
有疑问
        end

    %%5
            %divergence（equ 58）    —    散度
            %        2D_SRAD: D =（cS.*dS）+（c.*dN）+（cE.*dE）+
（c.*dW）;
            D =（cS.*dS）+（c.*dN）+（cE.*dE）+（c.*dW）+（cB.*dB）
+（c.*dF）;
    %%6
            %update（equ 61）-更新数据
            %Assign the new greyscale value to the middle pixel
in each window
            %-分配新的灰度值给每个窗口中心的像素
            %        2D_SRAD: I = I+（lambda/4）*D;
            Page2 = Page2+（lambda/6）*D;
            % Repeat steps 4 and 5 for the whole image by sliding
the window from
            % left to right
    %%7
            %Repeat steps 4 to 6 for niter iterations
            %log compression & output  -对数压缩和输出
            %更新数据
            vol_iter（:,:, p）= Page2; % 循环中间变量
            cBack_iter = c; % 循环中间变量
```

```
    end

    % 更新数据
    vol = vol_iter;
    % update waitbar  —  更新进度条
    waitbar (iter/niter，hwait);

end

% 更新数据
% I = log (I)；% 对 I 做对数运算
% 3D---------------
for p = 1: K
    I = log (vol (:,:, p));
    vol (:,:, p) = I;
end
vol = im2uint8 (vol);
% close wait bar
close (hwait)

return;
```

附录 3　主流轻量型补片生产商联系信息

名称：　　巴德医疗器械（北京）有限公司

产品：　　巴德疝修补片

地址：　　北京市朝阳区金桐西路 10 号远洋光华国际 A 座 19 楼

邮编：　　100020

电话：　　86-10-8588 2399

传真：　　86-10-8590 6060

网址：　　http：//www.crbard.cn/

名称：　　强生（上海）医疗器材有限公司

产品：　　爱惜康疝修补片

地址：　　上海市徐汇区桂箐路 65 号新研大厦 A 楼

邮编：　　200233

电话：　　86-21-33376008

网址：　　http：//www.jjmc.com.cn/

名称：　　柯惠医疗器材制造（上海）有限公司

产品：　　柯惠疝修补片

地址：　　上海漕河泾开发区古美路 1528 号 6 幢 5 层

邮编：　　200233

电话：　　86-21-2412 5600

传真：　　86-21-24215689/90

网址：　　http：//www.covidien.com/cn/

名称：　　FEG Textiltechnik mbH

产品：　　德迈疝修补片

地址：　　Forschungs-und Entwicklungsgesellschaft mbH Prager Ring 70,
　　　　　D-52070 Aachen/Germany

邮编：　　100015

电话：　　49-241-1892374-0

传真：　　49-241-1892374-59

网址：　　http：//cn.dyna-mesh.com/